Kristyn Wolhuter

Impacto da psicose e do abuso de álcool/cannabis no desempenho dos adolescentes

Kristyn Wolhuter

Impacto da psicose e do abuso de álcool/cannabis no desempenho dos adolescentes

ScienciaScripts

Imprint

Any brand names and product names mentioned in this book are subject to trademark, brand or patent protection and are trademarks or registered trademarks of their respective holders. The use of brand names, product names, common names, trade names, product descriptions etc. even without a particular marking in this work is in no way to be construed to mean that such names may be regarded as unrestricted in respect of trademark and brand protection legislation and could thus be used by anyone.

Cover image: www.ingimage.com

This book is a translation from the original published under ISBN 978-3-659-66414-4.

Publisher:
Sciencia Scripts
is a trademark of
Dodo Books Indian Ocean Ltd. and OmniScriptum S.R.L publishing group

120 High Road, East Finchley, London, N2 9ED, United Kingdom
Str. Armeneasca 28/1, office 1, Chisinau MD-2012, Republic of Moldova, Europe
Printed at: see last page
ISBN: 978-620-8-08734-0

Índice:

Capítulo 1   6

Capítulo 2   9

Capítulo 3   20

Capítulo 4   27

Capítulo 5   38

Dedicação

Para todas as mulheres da minha família À minha mãe, irmã, tia e avó.

Resumo

Título: O impacto do abuso/dependência de álcool e cannabis iniciado na adolescência no nível de participação em actividades de homens adultos que sofrem de uma perturbação psicótica.

Antecedentes: Os indivíduos que sofrem tanto de uma perturbação psicótica como de uma perturbação de abuso de substâncias têm demonstrado ter piores resultados profissionais. Este estudo teve como objetivo determinar as consequências exactas do abuso de substâncias no desempenho profissional, a fim de adaptar intervenções de tratamento mais específicas no futuro.

Metodologia: Foi utilizado um desenho não-experimental e um estudo observacional. Este estudo envolveu uma avaliação de terapia ocupacional feita uma vez, utilizando a Medida de Resultados da Participação em Actividades (APOM) como ferramenta de recodificação. Os participantes foram divididos em três grupos: Abuso de álcool, abuso de canábis e sem abuso de substâncias.

Resultados: Verificou-se uma diferença estatisticamente significativa entre os grupos do álcool e da canábis. O grupo do álcool atingiu um nível mais elevado de participação na atividade em todos os oito domínios da APOM (desempenho de funções, competências para a vida, comunicação, motivação, competências de processo, autoestima, estilo de vida equilibrado e afeto). O grupo sem abuso de substâncias (indivíduos diagnosticados com esquizofrenia) apresentou o nível mais baixo de participação em actividades.

Conclusões: O abuso/dependência de cannabis na adolescência parece ter um impacto mais negativo na participação em actividades, quando comparado com o abuso de álcool.

Agradecimentos

Gostaria de agradecer às minhas supervisoras, a Professora Daleen Casteleijn e a Doutora Wendy Friedlander, pela sua dedicação e apoio contínuo durante todo o processo de investigação. Sem a vossa dedicação, esta tarefa não teria sido possível.

Gostaria de agradecer à Fundação Nacional de Investigação por me ter concedido o apoio financeiro necessário para a realização deste relatório.

À minha maravilhosa e paciente estatística Glory O. Atilola, que tornou o complicado mundo da estatística mais acessível e compreensível - um enorme obrigado.

Gostaria de agradecer ao Departamento de Terapia Ocupacional do Hospital Académico Chris Hani Baragwanath por me ter permitido o acesso aos recursos e aos participantes do hospital, bem como por me ter proporcionado o tempo e a oportunidade de promover o meu desenvolvimento profissional.

Por último, gostaria de agradecer à minha mãe, Jean Wolhuter, cuja crença e amor constantes me deram a força necessária para levar este projeto até ao fim.

Nomenclatura

Desempenho profissional: O desempenho profissional envolve a interação dinâmica entre a pessoa, as suas ocupações e o ambiente. Refere-se à hierarquia de papéis ou actividades que organiza as ocupações diárias do indivíduo. (17)

Participação na atividade: Envolvimento numa situação de vida através da realização de um conjunto de acções humanas que são orientadas para um objetivo. Três subconstrutos apresentam este construto, nomeadamente factores do cliente, competências de desempenho profissional e bem-estar. (79)

Medida do resultado da participação na atividade (APOM): Medida de resultados baseada na ocupação, utilizada para registar o nível de participação de um indivíduo na atividade. (79)

Montreal Cognitive Assessment of Minnesota (MOCA): Ferramenta de rastreio à beira da cama utilizada para avaliar as capacidades cognitivas básicas de um indivíduo. (77)

Substância: Uma substância refere-se a um agente psicoativo que é ingerido por via oral, intravenosa ou inalada e é utilizado para fins não médicos. (6)

Abuso/Dependência de Substâncias: O abuso e a dependência de substâncias são definidos como envolvendo um padrão mal-adaptativo de uso de substâncias que leva a um prejuízo ou sofrimento clinicamente significativo. (6)

Capítulo 1

Introdução

1.1 Introdução

A unidade psiquiátrica do Hospital Académico Chris Hani Baragwanath (CHBAH) trata de indivíduos que apresentam uma variedade de diagnósticos psiquiátricos. Trata-se de uma unidade psiquiátrica de estado agudo que acolhe 100 a 150 pacientes e os padrões de encaminhamento mostram que cerca de 30 a 40 destes pacientes frequentam a terapia ocupacional por semana. Neste contexto, os diagnósticos mais comuns observados na população masculina são uma perturbação psicótica primária ou uma perturbação psicótica induzida por uma substância. Cerca de 50% dos pacientes apresentam uma combinação das perturbações acima referidas, pelo que são classificados como tendo um duplo diagnóstico. Observou-se que os doentes que sofrem de um duplo diagnóstico neste contexto são tipicamente do sexo masculino e apresentam-se na unidade psiquiátrica com cerca de 20 a 25 anos de idade. O abuso de álcool e de canábis foi observado como sendo o mais comum e o mais debilitante entre os pacientes que frequentam o CHBAH.

A Clínica Zamani do CHBAH dedica-se a ajudar estes pacientes a estabilizar a sua perturbação psiquiátrica através de medicação psicotrópica, bem como a ajudar, através de várias intervenções psicológicas e profissionais, a absterem-se de substâncias e álcool. A experiência clínica demonstrou uma elevada taxa de recaída entre estes doentes, uma fraca adesão à medicação, uma fraca adesão às intervenções psicológicas e profissionais e uma deterioração notável do desempenho profissional em todos os domínios do desempenho profissional.

A literatura também documentou que os doentes que sofrem de um diagnóstico duplo apresentam piores resultados profissionais, um aumento dos sintomas psicóticos, uma pior adesão ao tratamento, um aumento da violência, um aumento das hospitalizações e uma taxa mais elevada de recaídas e de não adesão em comparação com os indivíduos com uma perturbação puramente psiquiátrica ou de abuso de substâncias. (1, 2) Numerosos estudos documentaram o declínio do funcionamento neurocognitivo e a taxa de recaídas, (3, 4) mas o impacto noutras áreas de participação na atividade, como a formação de relações interpessoais, as competências para a vida, as competências para lidar com a situação, a autoestima, as competências profissionais e a capacidade de manter um estilo de vida equilibrado, não está bem documentado.

A limitada investigação documentada e baseada em provas sobre o vasto leque de consequências negativas de determinadas substâncias quando utilizadas em combinação com a presença de um diagnóstico psiquiátrico restringiu a compreensão total do diagnóstico duplo e pode estar a impedir o desenvolvimento de programas de intervenção específicos e integrados. Este facto pode estar a contribuir para a elevada taxa de recaídas e para os piores resultados profissionais observados nesta população e na literatura documentada. Sem programas de intervenção integrados e específicos, os indivíduos que sofrem de um duplo diagnóstico podem não estar a receber um tratamento holístico ótimo, o que comprometerá ainda mais o seu prognóstico e a sua capacidade de regressar ao seu nível de funcionamento inicial. Um primeiro passo para remediar os vários desafios e direcionar as intervenções específicas numa clínica especializada é documentar as áreas de défice que precisam de ser focadas.

1.2 Questão de investigação

O início do abuso/dependência de álcool ou de canábis durante a adolescência tem impacto no nível de participação em actividades na idade adulta em indivíduos que sofrem de uma perturbação psicótica, no Hospital Académico Chris Hani Baragwanath?

1.3 Objetivo

Determinar o impacto do abuso/dependência de álcool e canábis iniciado na adolescência sobre o nível de participação em actividades na idade adulta em homens com idades compreendidas entre os 19 e os 29 anos diagnosticados com uma perturbação psicótica.

1.4 Hipótese nula (H0)

Não há impacto do consumo de álcool/cannabis no nível de participação em actividades de homens adultos que sofrem de uma perturbação psicótica e que iniciaram o consumo de substâncias na adolescência.

1.5 Objectivos

- Determinar e descrever o nível de participação em actividades em homens adultos (19-29 anos) que apresentam as três perturbações seguintes:

- Uma perturbação psicótica,
- Abuso/dependência de álcool iniciado por adolescentes com psicose.
- Abuso/dependência de canábis iniciado na adolescência com psicose.

- Comparar o impacto do abuso/dependência de álcool e canábis na participação em actividades em homens adultos (19-29 anos) que apresentam uma perturbação psicótica com perturbações psicóticas sem abuso/dependência de substâncias.

1.6 Justificação do estudo

O objetivo deste estudo foi avaliar o impacto do consumo de substâncias, iniciado na adolescência, na participação em actividades de homens com um diagnóstico duplo. A evidência das consequências negativas das substâncias em todas as áreas do desempenho profissional pode melhorar a compreensão dos terapeutas ocupacionais sobre o diagnóstico duplo. O principal objetivo de ter uma compreensão baseada em evidências das consequências do abuso de substâncias é ajudar os terapeutas ocupacionais a abordar aspectos do tratamento, como a perceção e a conformidade, e a desenvolver intervenções, que podem ser mais específicas para as necessidades desta população em particular. Esta investigação tem como objetivo produzir melhores resultados funcionais e clínicos para esta população.

1.7 Organização do relatório

O presente relatório está organizado em cinco capítulos. O primeiro capítulo intitula-se "Introdução" e descreve os antecedentes do objetivo de investigação, a questão de investigação e os objectivos propostos pelo investigador. O segundo capítulo é a revisão da literatura e apresenta as descobertas e os desenvolvimentos recentes no domínio da psicose e da toxicodependência. O capítulo três descreve a metodologia e o processo que o investigador seguiu para responder com exatidão à questão de investigação. O capítulo quatro apresenta os resultados que foram obtidos com o estudo. No capítulo cinco, a discussão apresenta o impacto dos resultados na prática clínica e o capítulo seis conclui as principais conclusões e implicações do estudo.

1.8 Conclusão

A principal questão de investigação e os objectivos do estudo foram descritos no primeiro capítulo. O capítulo seguinte abordará as principais tendências e desenvolvimentos registados na literatura em torno da psicose, da toxicodependência e do impacto no nível de funcionamento. O objetivo é fornecer um contexto no qual se baseia o presente estudo.

Capítulo 2

Revisão da literatura

2.1 Introdução

O abuso de substâncias entre os adolescentes tem sido um problema de saúde pública desde há décadas, sendo o álcool e a canábis as substâncias mais frequentemente consumidas pela população sul-africana. O consumo generalizado de substâncias é geralmente desencadeado pela experimentação, o que leva ao abuso da substância. O abuso de uma substância ocorre quando o indivíduo continua a consumir a substância, apesar de conhecer os seus efeitos nocivos e perigosos (5, 6). O que preocupa os prestadores de cuidados de saúde é o facto de estes indivíduos que experimentam substâncias correrem o risco de desenvolver perturbações do humor/psicóticas induzidas por substâncias. Muitos hospitais psiquiátricos com unidades de agudos registam um elevado número de perturbações relacionadas com o consumo de substâncias entre os 19 e os 29 anos de idade (5).

Este capítulo aborda os desafios da distinção entre perturbações associadas ao consumo de substâncias, as preocupações com o desenvolvimento dos adolescentes, as consequências para a participação em actividades e as intervenções terapêuticas no que respeita ao abuso/dependência de álcool e canábis.

2.2 Estatísticas sobre o abuso de substâncias na África do Sul

As estatísticas publicadas no Relatório Mundial sobre a Droga das Nações Unidas de 2011 indicam que a África do Sul é uma das capitais mundiais da droga (7). O consumo de droga é o dobro da norma mundial, com 15% da população a ter um problema de droga. O relatório indicava que o tabaco, o álcool e a canábis eram as substâncias mais frequentemente consumidas pela população sul-africana. O consumo de canábis aumentou 20%. Em 2006, 2,52 milhões de pessoas consumiam canábis, número que aumentou para 3,2 milhões em 2008 (7). A toxicodependência custa ao governo cerca de 20 mil milhões de rands por ano e pode representar uma ameaça maior para o futuro do país do que a pandemia de SIDA (7). De acordo com o Serviço de Polícia da África do Sul, 60% dos crimes cometidos a nível nacional estão relacionados com a toxicodependência. (7)

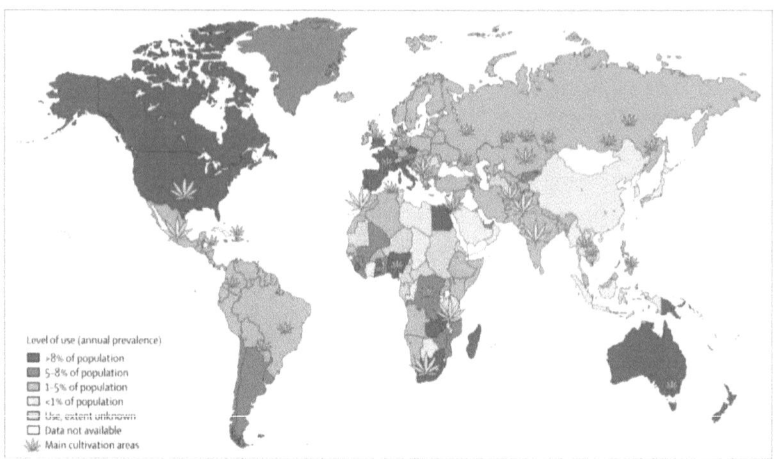

Figura 2.1: Nível de consumo de canábis na África do Sul

A figura 2.1 mostra que a África do Sul tem um dos níveis mais elevados de consumo de cannabis, com mais de 8% da população a consumir cannabis, e que a África do Sul é também uma das principais zonas de cultivo do mundo. (8)

2.3 A prevalência do consumo de substâncias entre os jovens sul-africanos

Tal como nos Estados Unidos, o consumo e o abuso de substâncias na adolescência são problemas constantes na África do Sul.(9) A idade de início do abuso de substâncias na África do Sul é de doze anos ou menos. Entre 1992 e 1995, o consumo de drogas entre os adolescentes aumentou 600% e este número continua a aumentar. Atualmente, uma em cada duas crianças de um lar sul-africano médio é toxicodependente de drogas ou álcool ou corre o risco de se tornar toxicodependente.(7)

No 8.º ano[th] , cerca de 26% das crianças são consumidoras de álcool e no 11.º ano[th] 40%. Além disso, 26% dos alunos do 8.º ano[th] e 29% dos alunos do 11.º ano[th] relatam consumo excessivo de álcool, o que sugere que muitos adolescentes sul-africanos que bebem álcool estão a fazê-lo de forma arriscada. (10)

A elevada prevalência do consumo de álcool na África do Sul também é preocupante, uma vez que o consumo destas substâncias precede frequentemente o consumo de drogas ilícitas e que o consumo precoce e excessivo de substâncias na adolescência é um indicador de abuso posterior.(11, 12)

2.4 Desafios no diagnóstico de substâncias

Há mais de 50 anos que os sintomas psiquiátricos são agrupados para formar determinadas síndromes ou diagnósticos, com o objetivo de simplificar o raciocínio, melhorar a comunicação entre os médicos, prever resultados, determinar o tratamento e ajudar a determinar a etiologia dos sintomas. A Associação Americana de Psiquiatria e a Organização Mundial de Saúde publicaram resumos de todos os diagnósticos utilizados em psiquiatria. O mais utilizado na África do Sul é o Manual de Diagnóstico e Estatística das Perturbações Mentais (DSM IV), cuja quarta edição foi utilizada neste estudo, uma vez que a quinta versão ainda não tinha sido publicada no início do estudo. Este manual define e indica claramente os sintomas e sinais presentes no abuso ou na dependência de substâncias, bem como os sintomas presentes nas várias perturbações psicóticas. (6, 13)

2.4.1 *Abuso de substâncias versus dependência de substâncias*

As perturbações por abuso e dependência de substâncias são consideradas crónicas, episódicas e frequentemente recidivantes. Ocorrem ao longo de um espetro que vai desde o uso, passando pelo uso indevido, até ao abuso e, finalmente, à dependência. O consumo de uma substância pode ou não ser clinicamente significativo. O uso indevido é clinicamente significativo, mas não satisfaz os critérios de abuso ou dependência.(6) O DSM IV define as perturbações por uso de substâncias como abuso ou dependência.

O abuso e a dependência de substâncias são ambos definidos como envolvendo um padrão desadaptativo de consumo de substâncias que conduz a perturbações ou sofrimento clinicamente significativos. O número de sintomas que ocorrem num período de 12 meses determina o nível de abuso ou dependência. (6, 13)

Quadro 2.1: Critérios do DSM-IV para o abuso e a dependência de substâncias (6)

Abuso de substâncias	Dependência de substâncias
Uma ou mais das seguintes situações que ocorram num período de 12 meses:	Três ou mais das seguintes situações que ocorram num período de 12 meses.
- Incumprimento de obrigações importantes	- Tolerância
- Utilização em situações fisicamente perigosas	- Retirada
- Envolver-se em problemas legais	- A maior parte do tempo é passada à volta da substância
- Problemas sociais persistentes e recorrentes	- Diminuição ou perda de outras actividades profissionais

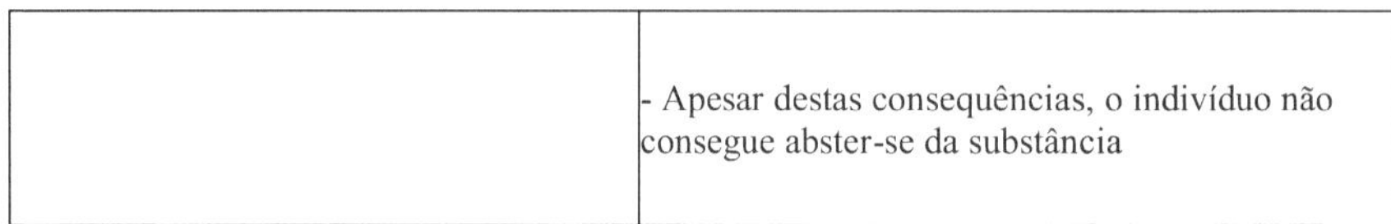

	- Apesar destas consequências, o indivíduo não consegue abster-se da substância

Pode também ocorrer uma variedade de perturbações induzidas por substâncias. Estas incluem intoxicação, abstinência, delírio, demência persistente, perturbação amnésica persistente, perturbação psicótica, perturbação do humor, perturbação da ansiedade, perturbação da disfunção sexual e perturbações do sono(6, 13).

Por conseguinte, a distinção entre abuso e dependência de substâncias baseia-se sobretudo na interpretação subjectiva do clínico sobre o nível de funcionamento do indivíduo e o impacto do consumo da substância na capacidade de realizar as tarefas da vida diária. Este facto faz com que a distinção não seja totalmente exacta e pode ser interpretada de forma diferente por diferentes clínicos. (14) Este facto levou à alteração dos critérios no DSM 5, onde a distinção entre abuso e dependência deixou de ser feita. A tolerância e os sintomas de abstinência são agora indicados como marcadores das perturbações de consumo de substâncias na distinção entre abuso e dependência. O indivíduo é classificado apenas como tendo uma perturbação de consumo de substâncias e a gravidade é depois classificada com base no número de sintomas que o indivíduo apresenta. Isto permitirá a comunicação e um diagnóstico mais uniforme entre os clínicos no futuro.(15)

A progressão da utilização indevida para abuso ou dependência não é totalmente compreendida. Foi documentada uma forte vulnerabilidade genética, mas existe também uma combinação de factores sociais e ambientais que desempenham um papel importante. A investigação indicou que o consumo regular de álcool desde cedo está associado à dependência e ao consumo de álcool e ao abuso ou dependência de outras drogas. No entanto, esta relação não é inteiramente explicada por factores genéticos ou por factores ambientais familiares partilhados. Por conseguinte, a investigação também sugeriu que factores ambientais únicos contribuem para a transição do consumo regular precoce de álcool para o uso, abuso e dependência de álcool e outras substâncias (13, 16).

2.5 *Adolescência*

A adolescência deriva do termo latino *adolescere*, que significa crescer para a idade adulta (17). É o período entre a infância e a idade adulta, que vai dos 12 aos 18 anos para as raparigas e dos 13 aos 20 anos para os rapazes. É a transição de uma criança para um adulto maduro que traz consigo o seu reconhecimento pela sociedade e as responsabilidades que o acompanham. A principal preocupação em torno desta fase de desenvolvimento é o impacto do consumo de substâncias no funcionamento físico e psicológico do adolescente(17).

Processos plásticos e dinâmicos impulsionam o desenvolvimento do cérebro adolescente, criando uma flexibilidade que permite ao cérebro aperfeiçoar-se, especializar-se e afinar as suas funções para exigências específicas. A maturação das conexões permite uma maior comunicação entre as regiões do cérebro, possibilitando uma maior integração e complexidade. (18)

Nesta fase, ocorrem vários desenvolvimentos físicos, cognitivos, emocionais e sociais. As alterações físicas incluem o aumento da taxa de crescimento, o aumento do tamanho do corpo, as alterações hormonais, bem como o desenvolvimento das caraterísticas sexuais. O desenvolvimento cognitivo envolve o desenvolvimento dos processos de pensamento, incluindo a imaginação, o discernimento, a perceção e o pensamento abstrato. Os adolescentes desenvolvem os seus próprios sistemas de valores, pensam de forma mais crítica, elaboram os seus próprios planos, especulam, avaliam os seus pensamentos, resolvem problemas complexos e tornam-se pensadores mais abertos e criativos.(17) A mielinização dos lobos parietais permite o desenvolvimento do pensamento abstrato, mas a inibição e o discernimento só se desenvolvem nos últimos anos desta fase. As alterações emocionais estão ligadas aos vários desenvolvimentos hormonais, físicos e cognitivos que ocorrem durante a adolescência. Este facto pode gerar labilidade emocional e incerteza em relação aos pensamentos e sentimentos (18).

O desenvolvimento social é o aspeto que assume uma importância fundamental durante a fase da adolescência. O grupo de pares torna-se extremamente importante e permite a experimentação de diferentes comportamentos e relações. O adolescente aprende a ter um sentido de si próprio separado dos pais. Estas interações sociais geram um sentimento de pertença, permitem o desenvolvimento da identidade pessoal e criam as bases para o desenvolvimento de relações interpessoais mais maduras no futuro.(17)

2.6 *Factores de risco para o abuso de substâncias*

Foram assinalados vários factores que conduzem a um risco acrescido de abuso de substâncias entre os adolescentes. Estes incluem factores de desenvolvimento, sociais, genéticos, individuais e contextuais (16). Os factores de desenvolvimento incluem a adaptação às mudanças corporais, as influências negativas dos pares, a gestão da diminuição da influência dos pais, o desenvolvimento da individualidade e a construção de pensamentos abstractos, mas com julgamento e discernimento limitados (16). Os factores sociais incluem influências ou disfunções familiares, exposição aos meios de comunicação social, grupos de pares desviantes, antecedentes familiares de abuso de substâncias e atitudes parentais (16). Os factores psicológicos incluem a baixa autoestima, o comportamento de procura de emoções, a perturbação co-mórbida do défice de atenção e hiperatividade, a perturbação de conduta, a depressão ou outras doenças mentais, o comportamento automedicado ou a dificuldade de adaptação ao grupo de pares (16, 18). (16) No entanto, a investigação demonstrou que os factores de risco, incluindo a desinibição, a estrutura cognitiva, o jogo, o coping desviante, o desvio dos amigos e os acontecimentos de vida stressantes, não são os únicos responsáveis, mas também as mudanças individuais e normativas durante a transição da adolescência para a idade adulta desempenham um papel no aumento do risco de consumo de drogas.(19) As redes sociais desempenham um papel vital na iniciação precoce ao consumo de substâncias e o consumo da substância é sustentado por menos tempo passado com os pais e mais com os pares consumidores de droga.(20) Especificamente no contexto sul-africano, a maioria da população reside em zonas rurais com recursos limitados e também com um elevado número de problemas sociais, incluindo a violência, a criminalidade, a pobreza e o banditismo. A falta de recursos restringe a capacidade do adolescente de se envolver em actividades de lazer construtivas e, por conseguinte, os adolescentes experimentam elevadas taxas de tédio e passividade durante o seu tempo de lazer. Este facto agrava o risco de potencial abuso de substâncias na população adolescente sul-africana.(17)

2.7 *Participação na atividade*

A participação em actividades implica que o indivíduo se envolva numa variedade de actividades significativas, intencionais e orientadas para um objetivo, que constituem as suas próprias situações de vida pessoal e proporcionam uma sensação de bem-estar. Atingir um nível elevado de participação na atividade indica boa saúde e bem-estar. Um nível mais baixo de participação em actividades indicaria algum tipo de défice ou deficiência que impede o indivíduo de realizar as suas tarefas ou papéis da vida quotidiana.

Devido aos processos de desenvolvimento que ainda estão a ocorrer durante a adolescência, o abuso de substâncias nesta fase tem consequências mais adversas a longo prazo sobre o nível de participação dos indivíduos na atividade.(21) Os adolescentes envolvidos no abuso de substâncias correm um risco acrescido de acidentes rodoviários, acidentes pessoais, declínio do funcionamento cognitivo (17), insucesso escolar, falta de discernimento, violência, sexo não planeado e inseguro e suicídio. (22) Os estudos indicam que os adolescentes que abusam de substâncias apresentam taxas mais elevadas de aborrecimento durante os tempos livres do que os que não abusam de substâncias.(23, 24) As substâncias psicoactivas e o álcool têm sido implicados na alteração dos circuitos neuronais envolvidos nas regiões do cérebro relacionadas com a recompensa da dopamina, contribuindo assim para a dependência de substâncias numa fase posterior da vida.(25) O abuso de substâncias pode também levar à neurotoxicidade, em que ocorre a morte irreversível de células no cérebro, bem como à perpetuação ou precipitação de uma doença mental. Isto indica que qualquer abuso de substâncias que ocorra durante este período terá uma consequência negativa maior no cérebro e no nível de participação na atividade do que na idade adulta.(21)

2.7.1 *Efeitos do álcool na participação em actividades*

Tal como descrito anteriormente, as áreas cerebrais que se desenvolvem ativamente durante a adolescência incluem o córtex pré-frontal, as áreas do sistema límbico e a mielina da substância branca (26). Estas áreas estão envolvidas no desenvolvimento cognitivo e comportamental e na regulação emocional, podendo, por isso, ser particularmente vulneráveis aos efeitos adversos e prejudiciais do álcool.(26) Assim, é plausível associar a exposição ao álcool durante as fases críticas do desenvolvimento da adolescência à perturbação dos processos de plasticidade e maturação cerebral, resultando em défices comportamentais e cognitivos.(18)

As tendências emergentes da investigação centrada no desenvolvimento indicam que existem desvantagens neurocognitivas subtis, mas importantes, entre os adolescentes com perturbações relacionadas com o consumo de álcool, em comparação com os adolescentes sem perturbações relacionadas com o consumo de álcool.(27) Observa-se uma redução da atenção, das funções executivas,(21) da memória de trabalho, da resolução de problemas, dos padrões de ativação cerebral regional e do volume da substância cinzenta e branca.(27) As consequências neurocognitivas a longo prazo do consumo precoce de álcool não são facilmente compreendidas.(28) No entanto, foi relatada uma disfunção visual-espacial e cognitiva prolongada até à idade adulta. (29) O declínio neurocognitivo tem sido associado a três variáveis que demonstraram ter um impacto significativo na sensibilidade cognitiva ao álcool: a idade do primeiro consumo de álcool (idade de início do consumo), o padrão específico de consumo de álcool e o género masculino.(28)

Existem provas que sugerem que a dependência do álcool é uma das principais causas de perturbações da qualidade de vida global, da saúde geral, da saúde mental e física e do funcionamento social. (30) Os doentes que preenchem os critérios de dependência do álcool obtiveram pontuações mais baixas nas escalas de qualidade de vida, saúde mental (31) e níveis de funcionamento quotidiano.(32)

2.7.2 Efeitos da cannabis na participação em actividades

O consumo de substâncias tem uma vasta gama de efeitos negativos sobre a saúde, os sintomas psicossomáticos, o sofrimento emocional e as relações interpessoais. (33)

Os efeitos físicos adversos mais prováveis do consumo regular de canábis incluem a síndrome de dependência da substância, o aumento do risco de acidentes de viação, a deterioração da função respiratória, doenças cardiovasculares e efeitos adversos no desenvolvimento psicossocial e na saúde mental dos adolescentes.(8)

Estudos realizados indicaram que o consumo de cannabis no início da adolescência tem consequências psicossociais adversas, aumentando o risco, no final da adolescência, de não concluir o ensino secundário; de delinquência; de ter múltiplos parceiros sexuais; de nem sempre usar preservativos; de considerar que as drogas não são prejudiciais; de ter problemas com cigarros e álcool; e de ter mais amigos com comportamentos desviantes. A toxicodependência dificulta a aquisição das competências necessárias para o emprego e aumenta os riscos de contrair o VIH, de criminalidade, de depressão, de comportamentos suicidas e de abuso de substâncias legais e ilegais(34-36).

Outros factores que têm sido associados ao consumo de cannabis incluem expectativas educativas e profissionais mais baixas, ser suspenso ou expulso da escola, não entrar na universidade, não obter um diploma universitário, ser despedido de um emprego, receber subsídios de invalidez, ser rebelde, não participar em actividades produtivas, não frequentar a igreja e ser pai solteiro. Os consumidores de cannabis apresentam um fraco desempenho nas tarefas de desenvolvimento que são essenciais para se tornarem jovens adultos independentes e responsáveis(37-39).

O consumo de cannabis a longo prazo tem consequências adversas para o funcionamento cognitivo dos indivíduos, com estudos que demonstram uma deterioração da memória e da atenção que se prolonga para além da intoxicação e se agrava com o aumento dos anos de consumo regular. (40-42)

O consumo crónico de cannabis também tem sido associado a uma "síndrome amotivacional", em que os indivíduos têm uma motivação e um impulso limitados para se envolverem em actividades que agravam ainda mais as suas deficiências cognitivas e o seu funcionamento profissional.(42, 43)

A consequência mais debilitante do abuso de cannabis é o desenvolvimento de uma doença mental grave, como a esquizofrenia ou outras perturbações psicóticas, que tem sido fortemente associada ao abuso de álcool e de cannabis. (44-46) Foi demonstrado que o consumo de cannabis aumenta a velocidade de início da psicose e dos sintomas prodrómicos da esquizofrenia. (6, 47)

Está documentado que o abuso e a dependência de substâncias são comuns entre as pessoas com perturbações mentais graves, como a esquizofrenia. (1) Isto sugere, portanto, que a perturbação psiquiátrica pode existir antes da perturbação por abuso de substâncias, caso em que a perturbação por abuso de substâncias agravará a situação e aumentará ainda mais a gravidade da outra perturbação psiquiátrica (48, 49).

2.7.1 Impacto da psicose na participação em actividades

De acordo com o American Heritage Medical Dictionary de 2007, uma perturbação psicótica foi definida como uma perturbação mental grave que se caracteriza por um desarranjo da personalidade, perda de contacto com a realidade e uma deterioração proeminente do funcionamento social e profissional normal. (50)

Uma das perturbações psicóticas mais comuns é a esquizofrenia, que tem sido descrita como uma perturbação grave que tem frequentemente um impacto significativo na vida dos indivíduos que dela sofrem.(6)

Os doentes que sofrem de perturbações psicóticas apresentam uma vasta gama de défices em todos os domínios neurocognitivos, incluindo as competências linguísticas, a atenção e as funções executivas, sendo a aprendizagem verbal e a memória as mais afectadas.(51) O declínio da função cognitiva tem sido associado a maus resultados vocacionais, (52) a uma visão prejudicada(54) e a uma perturbação do processamento sensorial básico.(54) Os problemas de processamento sensorial podem ter impacto na coordenação motora grossa e no planeamento motor.(17)

As perturbações emocionais foram registadas em termos de expressões emocionais que podem estar diminuídas em termos de amplitude e intensidade. Estas perturbações podem dar a impressão de que o doente é apático.(6) No entanto, devido a défices pré-frontais e corticais, o doente tem dificuldade em associar as emoções a um comportamento orientado para um objetivo. Isto afectaria, portanto, a volição, a empatia e o envolvimento adequado nas tarefas. A investigação indicou que um défice grave de perceção das emoções está associado a um pior nível de funcionamento e que uma má identificação das emoções dos outros tem impacto na satisfação do funcionamento social.(55, 56)

2.8 Diagnóstico duplo

O diagnóstico duplo está associado a piores resultados clínicos, tais como o aumento dos sintomas psicóticos, a pior adesão ao tratamento, o aumento da taxa de recaídas, a má gestão do dinheiro, o aumento da violência e o aumento do internamento, em comparação com o diagnóstico único de uma perturbação psiquiátrica ou de uma perturbação de abuso de substâncias. (1, 2)

Os défices neuropsicológicos, tais como perturbações executivas e de memória, encontrados em doentes com perturbações psicóticas, também foram relatados em doentes que apresentam perturbações relacionadas com o consumo de álcool ou de substâncias.(57) O consumo crónico de álcool e de cannabis tem demonstrado, desde há muitas décadas, causar perturbações cognitivas em adultos.(21) Estudos realizados nos últimos 5 anos indicaram que, tanto entre indivíduos saudáveis como entre doentes com esquizofrenia, parece haver pouca diferença no desempenho cognitivo entre consumidores e não consumidores de cannabis. Os doentes diagnosticados com esquizofrenia e com perturbações associadas ao consumo de cannabis apresentavam resultados académicos mais fracos e pontuações de vocabulário mais baixas, mas tinham um melhor desempenho em testes de memória verbal e de trabalho, velocidade visuomotora e função executiva do que os indivíduos diagnosticados apenas com esquizofrenia. Isto sugere, portanto, que o consumo de cannabis tem apenas efeitos subtis no desempenho neurocognitivo (58, 59) e que o abuso ou a dependência co-mórbida de álcool ou cannabis tem efeitos limitados no desempenho cognitivo em indivíduos que já apresentam uma perturbação psicótica.(57) Este melhor funcionamento cognitivo nos consumidores de substâncias pode, no entanto, dever-se a uma menor vulnerabilidade à psicose, em comparação com os doentes puramente esquizofrénicos. (58) Esta associação entre o melhor desempenho cognitivo e o consumo de cannabis na esquizofrenia pode ser motivada por um subgrupo de doentes "neurocognitivamente menos prejudicados", que só desenvolveram psicose após um início relativamente precoce do consumo de cannabis. (60)

Esta literatura recente foi realizada apenas em pequenas populações de estudo e, por conseguinte, ainda será necessário realizar estudos de maior dimensão para fazer associações baseadas em provas.

2.9 Melhores práticas no tratamento do abuso de substâncias e do diagnóstico duplo

Os países em desenvolvimento, como a África do Sul, são particularmente vulneráveis a um aumento do consumo de substâncias devido às exigências impostas ao sistema de saúde, à sociedade e à frágil economia. A falta de recursos, as instalações deficientes, a pobreza, o desemprego e os serviços de saúde limitados só agravam a situação.(45)

Por conseguinte, os programas de tratamento da toxicodependência começaram a passar do modelo médico, que consiste em tratar os sintomas do indivíduo após a ocorrência de um problema, para um modelo mais psicossocial, que visa prevenir a ocorrência do problema da toxicodependência a nível comunitário. Isto implica várias estratégias para educar os jovens e limitar o acesso a substâncias ilegais e legais. São necessárias avaliações de qualidade, serviços de tratamento específicos para adolescentes, utilização de uma variedade de modalidades terapêuticas, práticas baseadas em provas e investigação(48).

As estratégias de prevenção primária têm-se centrado em programas de intervenção comunitária para adolescentes, cujo objetivo é sensibilizar a comunidade para os efeitos nocivos das substâncias, desenvolver competências, prestar apoio social e prevenir a toxicodependência. (17) Um exemplo de um programa de intervenção comunitária é o programa Health Wise, que tem sido documentado como sendo uma abordagem promissora para a redução de múltiplos comportamentos de risco para a saúde entre a população de adolescentes sul-africanos que frequentam a escola.(61) A literatura também tem mostrado resultados positivos no que se refere a populações de estudantes universitários, através da implementação de intervenções breves, motivacionais ou baseadas em competências, dirigidas a estudantes de alto risco identificados quer através de um breve rastreio em centros de saúde ou noutros contextos universitários, quer através da filiação num grupo de risco identificado. (62)

As estratégias de prevenção secundária para indivíduos com problemas de abuso de substâncias têm-se centrado na promoção da participação em programas de intervenção comunitária, tais como grupos de apoio. Os grupos de apoio dos Alcoólicos Anónimos e dos Narcóticos Anónimos da SANCA demonstraram aumentar a abstinência do álcool e reduzir os problemas relacionados com as substâncias e o álcool. (63)

Foram observadas diferenças entre os consumidores de álcool e de cannabis em termos de adesão e cumprimento dos programas de tratamento. Os dependentes de canábis tinham menos probabilidades de iniciar o tratamento do que os dependentes apenas de álcool. Por conseguinte, os clínicos podem considerar a possibilidade de envidar esforços adicionais durante o processo de admissão para envolver os indivíduos que consomem cannabis e têm uma motivação reduzida. (64) Uma elevada motivação para a mudança é um fator desencadeante crucial para o envolvimento dos indivíduos no tratamento clínico.(65) A entrevista motivacional demonstrou ser uma ferramenta de aconselhamento benéfica quando se abordam indivíduos que abusam de substâncias, uma vez que facilita a sua própria motivação para a mudança e aumenta o seu nível de discernimento.(66)

O tratamento de indivíduos que apresentam um duplo diagnóstico tem sido conflituoso devido à separação dos serviços médicos e de reabilitação. Estas abordagens são contraditórias em termos de metodologia, pelo que se têm revelado ineficazes. A combinação de intervenções psicossociais e farmacológicas tem demonstrado ter os resultados mais benéficos no tratamento do duplo diagnóstico. As intervenções multidisciplinares que utilizam uma abordagem cognitivo-comportamental ou um treino cognitivo, bem como o envolvimento de pessoas próximas do toxicodependente, assim como algumas das intervenções farmacológicas específicas, demonstraram produzir os melhores resultados em termos de indicadores de abstinência, prevenção de recaídas e melhoria do desempenho cognitivo, dos sintomas e do funcionamento quotidiano.(67-69) As intervenções psicossociais têm demonstrado reduzir a taxa de recaída e aumentar a participação nas actividades. O principal objetivo destas intervenções é otimizar a função, minimizar o risco de recaída, melhorar a qualidade de vida e minimizar o internamento.(70) Alguns exemplos destas intervenções incluem a entrevista motivacional, a psicoeducação e a terapia ocupacional.

A psicoeducação refere-se à educação oferecida às pessoas que vivem com uma perturbação psicológica. Os programas psico-educativos são uma das principais formas de intervenção para melhorar os conhecimentos dos pacientes que sofrem de esquizofrenia, a fim de facilitar a adesão, evitar recaídas e melhorar o bem-estar geral. Alguns dos principais objectivos de um programa psico-educativo incluem fornecer informação aplicável, facilitar a expressão de sentimentos, incluir os membros da família para discutir os seus sentimentos e preocupações, identificar factores de stress e comportamentos de coping e fornecer à família e ao cliente ferramentas para desenvolver um equilíbrio e uma sensação de bem-estar nas suas vidas diárias.(71) Estes programas também diminuem a estigmatização, alteram percepções e atitudes negativas, bem como diminuem os custos dos cuidados de saúde e o número de recaídas.(72)

A investigação demonstrou que a participação num programa de terapia ocupacional melhora os resultados vocacionais, sociais e uma variedade de outros resultados ocupacionais.(73, 74) A participação em actividades de lazer altamente estruturadas também demonstrou reduzir os níveis de comportamento social destrutivo, reduzir a ocorrência de abuso de substâncias e álcool e melhorar a participação em todas as tarefas da vida diária.(75)

O objetivo da intervenção para o duplo diagnóstico é assegurar a abstinência da substância através da alteração do comportamento e da melhoria do estilo de vida do indivíduo. Esta abordagem tem-se revelado mais bem sucedida quando é utilizada uma abordagem multidisciplinar, bem como através da combinação de intervenções psicossociais e farmacológicas. (17)

2.10 Conclusão

As estatísticas forneceram algumas informações sobre a profundidade e o abuso cada vez maior de substâncias na população sul-africana. A literatura apresentou alguns possíveis factores de risco que levam ao abuso de substâncias e o impacto que as substâncias podem ter no desenvolvimento normal dos adolescentes. Foi discutido o abuso de cannabis e de álcool e o impacto que têm na participação em actividades. Foi demonstrado que estas substâncias causam múltiplos níveis de incapacidade, uma variedade de consequências sociais e profissionais negativas e estão associadas a um duplo diagnóstico. As diretrizes para o tratamento de indivíduos com um duplo diagnóstico centram-se na integração de serviços entre programas de saúde mental e de abuso de substâncias sociais. Atualmente, estas orientações de tratamento são limitadas e não específicas em termos do tipo de diagnóstico psiquiátrico e do tipo de substância. Este facto leva a que estes indivíduos tenham piores resultados clínicos e funcionais. (1, 48)

Através desta investigação, a primeira etapa na tentativa de resolver este problema consiste em determinar o impacto ou os efeitos exactos das diferentes substâncias em indivíduos já diagnosticados com uma perturbação psiquiátrica. Este aspeto será abordado mais pormenorizadamente nos capítulos seguintes. Uma vez efectuada uma avaliação exaustiva e determinado o nível de funcionamento de base para cada substância e diagnóstico, o tratamento e os programas psicossociais podem ser adaptados para resolver problemas específicos. Isto pode conduzir a melhores resultados a longo prazo, como a abstinência sustentada de substâncias e um melhor cumprimento da medicação psiquiátrica.

Capítulo 3

Metodologia

3.1 Introdução

Este capítulo descreve a forma como o estudo foi executado, a população a que se teve acesso e os procedimentos que foram seguidos, incluindo a forma como os dados foram recolhidos e analisados.

3.2 Conceção da investigação

Para atingir os objectivos do estudo, foi utilizada uma conceção não experimental e um estudo observacional (corte transversal) sem intervenção. Este desenho de investigação foi selecionado porque proporcionou um procedimento de avaliação rápido, não invasivo e pouco dispendioso para a recolha de dados. O processo envolveu uma avaliação única de terapia ocupacional, utilizando a Medida de Resultados da Participação na Atividade (APOM) (Anexo A) como ferramenta de registo, dos participantes que cumpriam os critérios específicos de inclusão e exclusão. A informação obtida produziu dados quantitativos descritivos que foram analisados em conformidade.

3.3 População

Os indivíduos com um diagnóstico confirmado de uma perturbação psicótica do Eixo 1 constituíram a população investigada neste estudo. A população era constituída por três grupos:

- Grupo 1 :Perturbação psicótica com abuso/dependência de canábis
- Grupo 2: Perturbação psicótica com abuso/dependência de álcool
- Grupo 3: Perturbação psicótica sem abuso/dependência de substâncias

O álcool e a cannabis demonstraram ser as substâncias de abuso mais comuns entre a população sul-africana (15) e, por conseguinte, estas substâncias foram selecionadas e agrupadas separadamente, a fim de determinar os seus efeitos sobre o nível de participação na atividade. O agrupamento dos participantes em três grupos permitiu ao investigador determinar o impacto do consumo de álcool e de cannabis iniciado na adolescência no nível de participação em actividades, ao mesmo tempo que utilizou o grupo sem substâncias como variável comparativa para o nível de participação em actividades em indivíduos que apresentavam uma perturbação psicótica. Isto permitiu ao investigador determinar as variações no nível de participação em actividades causadas quer pelo álcool quer pela cannabis.

3.4 Amostra

3.4.1 Seleção de amostras

A amostra selecionada incluía indivíduos que frequentavam serviços de ambulatório e de internamento no CHBAH. Também foram contactados indivíduos que utilizavam os serviços do South African National Council on Alcoholism & Drug Dependence (SANCA) Soweto. No entanto, nenhum dos participantes do SANCA Soweto preenchia os critérios de inclusão e exclusão e, por conseguinte, apenas foram incluídos participantes do CBHAH. O método de amostragem foi intencional e conveniente, uma vez que o investigador acedeu aos indivíduos que já estavam a utilizar os recursos do hospital. A amostragem intencional e conveniente foi direcionada apenas para os indivíduos que cumpriam os critérios de inclusão. Os participantes foram encaminhados para a terapia ocupacional, mas a participação no estudo de investigação foi voluntária, após terem recebido informações sobre o estudo e terem assinado um formulário de consentimento.

3.4.2 Tamanho da amostra

O tamanho da amostra foi determinado de acordo com o número de domínios do APOM (Anexo A). Um tamanho estimado de 3-4 indivíduos por domínio foi utilizado para calcular uma diferença significativa entre os grupos. Com oito domínios no APOM, o tamanho ideal estimado da amostra foi determinado em 24 - 32 participantes por grupo. A calculadora de tamanho de amostra concebida por Gertsman foi utilizada para calcular o valor a partir do qual se poderia determinar a diferença estatística. Trata-se de um pacote de software estatístico com um calculador de tamanho de amostra, disponível gratuitamente em www.sjsu.edu/faculty/gerstman/EpiInfo/bin-case.htm. O poder foi fixado em 95%, o desvio padrão em três e a diferença de efeito médio em três. O cálculo foi, portanto, o seguinte:

$$16 \times 3^2 = 144/3^2$$
$$144/9 = 16.$$

A partir deste cálculo, era necessário um mínimo de 16 participantes por grupo de amostra. Por conseguinte, foi aceite uma dimensão total de amostra de 16-30 para cada grupo de amostra, mas o investigador decidiu fixar a dimensão ideal da amostra em 30 participantes, a fim de promover dados mais fiáveis e valiosos.

3.4.3 Critérios aplicáveis a todos os participantes

3.4.3.1   Critérios de inclusão

Os critérios foram utilizados para obter uma amostra que fosse maioritariamente consistente e que eliminasse o maior número possível de variáveis de confusão. Os critérios de inclusão incluíram:

•   Apenas participantes do sexo masculino foram utilizados no estudo, uma vez que foi demonstrado que as perturbações psicóticas com abuso ou dependência de substâncias co-mórbidas são mais prevalentes na população masculina. (76)

•   Os participantes tinham idades compreendidas entre os 19 e os 29 anos. Esta faixa etária foi selecionada porque, de acordo com vários teóricos como Piaget e Erikson, os primeiros anos da idade adulta são os anos em que a cognição, as capacidades motoras, perceptivas e sociais estão completamente desenvolvidas e, por conseguinte, os indivíduos devem ser capazes de atingir um elevado nível de funcionamento.

•   Os participantes tinham um diagnóstico confirmado de uma perturbação psicótica primária ou secundária.

3.4.3.2   Critérios de exclusão

Foram utilizados critérios para excluir certos indivíduos da participação no estudo, a fim de eliminar variáveis que possam afetar o nível de participação na atividade. Os critérios de exclusão foram os seguintes:

•   Os participantes não estavam ativamente psicóticos ou sob a influência de quaisquer substâncias psicoactivas ou álcool no momento do consentimento e da avaliação.

• Os participantes não tinham um diagnóstico médico adicional que influenciasse gravemente o seu nível de funcionalidade.

• Os participantes não foram diagnosticados com quaisquer outras perturbações psiquiátricas do eixo 1 ou 2. (ou seja, outras perturbações para além de uma perturbação psicótica)

3.4.4 Critérios específicos para o Grupo 1: Abuso/dependência de canábis e Grupo 2: Abuso/dependência de álcool

3.4.4.1 Critérios de inclusão

• O início do consumo de álcool ou de canábis teve lugar entre os 12 e os 18 anos de idade, o que foi determinado pela entrevista pessoal com o participante e por informações colaterais dos membros da família do participante.

• Os participantes preenchiam os critérios de abuso ou dependência de cannabis ou de álcool, de acordo com o DSM-IV, em algum momento entre a idade em que iniciaram o consumo de álcool ou de cannabis e a idade atual.

3.4.4.2 Critérios de exclusão

• Os participantes preenchem os critérios de abuso ou dependência de qualquer outra substância (isto é, para além do álcool ou da canábis).

• Os participantes preenchiam os critérios de abuso ou dependência de álcool e canábis simultaneamente.

3.4.5 Critérios específicos para o grupo 3: Sem abuso/dependência de álcool ou canábis

3.4.5.1 Critérios de inclusão

- Os participantes não satisfaziam os critérios de abuso ou dependência de substâncias ou álcool.

3.5 Ferramentas de medição

Foi utilizado um processo de avaliação baseado na ocupação para avaliar o nível de participação em actividades de cada um dos participantes. Este processo envolveu uma entrevista inicial com o participante, seguida do envolvimento do participante numa variedade de actividades estruturadas, tanto individualmente como em grupo, para avaliar cada uma das áreas de desempenho ocupacional. Alguns exemplos de actividades incluem futebol, bordados, pintura, trabalhos manuais em papel, culinária, costura, engomadoria, jardinagem, etc. Foi também efectuada uma entrevista com a família, a fim de obter qualquer informação adicional necessária. As avaliações serão analisadas mais pormenorizadamente na secção de recolha de dados.

Nesta fase, foi também administrado o instrumento Montreal Cognitive Assessment (MOCA) (Anexo B). O MOCA é um instrumento de rastreio à beira da cama para avaliar as capacidades cognitivas de um indivíduo. O instrumento foi desenvolvido e referenciado por normas numa população americana. Inclui componentes da cognição, como as capacidades visuoespaciais, a atenção, a linguagem, a matemática, a memória, a sequenciação e a orientação. A pontuação total do teste é de 30, esperando-se que um valor igual ou superior a 26 corresponda a capacidades cognitivas normais. Este instrumento foi selecionado porque, atualmente, no contexto da investigação, o psiquiatra da unidade utiliza o Mini Exame do Estado Mental, outro tipo de instrumento de rastreio cognitivo à beira da cama. A fiabilidade do teste-reteste do Mini Mental Status Examination é fraca e não foi possível encontrar provas da sua validade de construção, pelo que foi necessário selecionar outro instrumento de rastreio cognitivo. O MOCA foi selecionado porque a literatura indica que é um instrumento útil na deteção de demência ligeira e de demência de Alzheimer, com uma fiabilidade e uma validade bastante boas. (77, 78) Este instrumento foi utilizado para ajudar o investigador a nivelar o cliente na APOM (Anexo A) em termos das suas capacidades processuais.

O MOCA (Anexo B), as actividades estruturadas e a entrevista forneceram ao investigador informações suficientes para determinar o nível de participação do cliente nas actividades.

O programa de software baseado em computador da APOM (Anexo A) foi então utilizado para registar o nível geral de participação na atividade do participante. Esta medida de resultado foi selecionada porque permite ao investigador registar a maior parte dos aspectos do nível de participação na atividade do indivíduo. O APOM regista oito domínios diferentes da participação na atividade, incluindo a motivação, a autoestima, as competências processuais, as competências para a vida, os afectos, o estilo de vida equilibrado, o desempenho de papéis e as competências de comunicação. A medida de resultados foi desenvolvida e investigada na África do Sul, pelo que os resultados produzidos são considerados válidos e fiáveis no contexto sul-africano. A fiabilidade inter-avaliadores e intra-avaliadores mostrou correlações de 0,7 e superiores e a validade de construção foi apoiada através da análise Rasch, revelando que a escala do APOM pode, de facto, ser transformada numa escala intervalar, criando assim uma verdadeira medida de participação em actividades. O APOM provou ser uma ferramenta eficaz para detetar mudanças, as pontuações permitem análises precisas, bem como a capacidade de determinar uma diferença significativa no nível de participação na atividade entre os três grupos. (79)

As pontuações da APOM (Anexo A) variam entre um e dezoito, sendo um o nível mais baixo de participação em actividades e dezoito o nível tipicamente mais elevado de participação em actividades observado no contexto clínico. A experiência clínica demonstrou que, no CHBAH, o intervalo médio de pontuação para a população psiquiátrica se situa entre sete e oito e que um doente com um nível nove ou dez tem normalmente alta do hospital. Num nível sete ou oito, o doente apresenta tipicamente um humor flutuante, um conceito irrealista de si próprio, relações interpessoais egocêntricas, depende de outros para estruturar e apoiar a participação numa atividade, é capaz de realizar tarefas básicas de higiene, mas depende de outros para realizar tarefas domésticas, tarefas de gestão financeira e acesso a transportes. Num nível dez, o humor do doente é mais estável, tem um melhor controlo das suas emoções, um autoconceito realista, mas falta-lhe confiança ou autoestima, é capaz de realizar tarefas familiares, mas precisa de apoio para realizar tarefas desconhecidas, é independente na higiene e em algumas tarefas de asseio, é capaz de realizar algumas tarefas domésticas de forma independente, mas tem dificuldades na gestão financeira e nas tarefas de cuidar dos filhos. (79)

Embora o APOM (Anexo A) tenha sido considerado uma ferramenta válida e fiável e o viés do investigador também tenha sido controlado pelo investigador que completou a avaliação em todos os participantes dos três grupos, o investigador optou por incluir um procedimento adicional durante a recolha de dados para limitar a subjetividade e o viés. Este procedimento envolveu a avaliação de um participante aleatório por grupo, efectuada no local por outro terapeuta ocupacional qualificado na utilização da APOM. O outro terapeuta ocupacional e o investigador completaram uma avaliação do mesmo participante e documentaram as pontuações do APOM. As pontuações da APOM para o mesmo participante foram então comparadas e discutidas. O resultado deste procedimento mostrou uma boa concordância das pontuações do APOM, o que melhorou a qualidade dos dados.

3.6 *Recolha de dados*

Depois de o investigador ter identificado um possível participante, o psiquiatra da unidade foi contactado e os critérios de inclusão/exclusão foram discutidos. O psiquiatra da unidade preencheu então uma referência para o estudo (Anexo C). O psiquiatra da unidade foi responsável pela confirmação do diagnóstico psiquiátrico, tal como indicado no processo hospitalar. Uma vez que o diagnóstico era um dos principais critérios de inclusão no estudo, era importante trabalhar com diagnósticos confirmados. O historial médico foi obtido a partir do processo hospitalar, a fim de determinar a presença de quaisquer outras condições médicas que pudessem excluir o participante do estudo. O psiquiatra da unidade determinou a capacidade do participante para participar no estudo em termos de estabilidade psiquiátrica e de capacidade para dar o seu consentimento informado.

Os critérios do DSM-IV relativos ao abuso e à dependência de substâncias foram utilizados para classificar os participantes e também para excluir do estudo outros participantes que não satisfaziam esses critérios específicos. O nível de consumo de substâncias foi classificado pelo psiquiatra da unidade.

Depois de o psiquiatra da unidade ter preenchido o formulário de referência para o estudo (Anexo C), o investigador deu início ao processo de recolha de dados e o participante foi submetido a uma avaliação completa de terapia ocupacional para determinar o seu nível de participação na atividade.

O investigador elaborou uma ficha de classificação dos dados do grupo (Anexo D), que foi utilizada para registar os dados necessários de cada participante, incluindo o tipo de perturbação psicótica, o tipo de abuso de substâncias, a idade em que iniciou as substâncias, a idade atual e o nível de abuso de substâncias. A ficha de informações demográficas dos participantes foi preenchida pelo investigador para registar as informações básicas de base dos participantes, incluindo a morada, os dados de contacto, a história pessoal, a história profissional, a história familiar e a medicação. Estas informações foram todas obtidas na entrevista inicial com o participante, que teve uma duração aproximada de uma hora.

Uma vez concluída a entrevista inicial e obtida toda a informação de base, o investigador e o participante envolveram-se numa série de actividades estruturadas diferentes. As actividades selecionadas dependiam do participante em termos da sua história, cultura, idade, sexo, etc. Alguns exemplos de actividades utilizadas incluem futebol, culinária, jardinagem, pintura e trabalhos manuais em papel. Este processo de seleção de actividades com base no indivíduo segue a filosofia e os valores fundamentais da terapia ocupacional. Por conseguinte, a avaliação deve ser centrada no cliente, a fim de refletir com precisão o funcionamento da pessoa em todas as áreas de desempenho profissional. (11) Por conseguinte, não se pode selecionar uma atividade ou grupo padrão, uma vez que pode não se enquadrar em todos os quadros de referência, interesses ou papéis dos participantes, o que constituiria uma avaliação ou um reflexo impreciso do seu nível de desempenho profissional. As actividades facilitaram ao investigador o nivelamento das competências de vida, das competências processuais, dos afectos, da motivação, da autoestima, do desempenho de papéis, das competências de comunicação/interação e do estilo de vida equilibrado dos participantes.

De um modo geral, os participantes participaram numa avaliação, no entanto, a duração da avaliação foi de aproximadamente 3 horas, pelo que alguns participantes com um nível de funcionamento inferior tiveram dificuldade em manter a sua participação durante este período de tempo. Isto levou a que alguns participantes regressassem para uma segunda sessão, a fim de completar a avaliação.

Depois de o investigador ter completado a avaliação, a informação foi transcrita para o programa APOM, utilizando valores numéricos para nivelar a participação da atividade do participante nos oito domínios. O APOM produziu então uma pontuação composta para o nível global de participação na atividade do participante e gerou automaticamente um relatório e os resultados foram apresentados num gráfico de aranha (Anexo A). A pontuação total global, bem como a pontuação total de cada domínio, foi registada numa folha de cálculo Excel, comparando-a com a idade atual do participante, o tipo de substância, a idade em que começou a consumir a substância, o nível de abuso da substância e o tipo de diagnóstico.

Todos os participantes no estudo informaram o investigador de que eram capazes de compreender e ler em inglês. O investigador decidiu então que era aceitável fornecer aos participantes formulários de consentimento informado em inglês. Alguns participantes pediram para fazer perguntas ou responder ao investigador na sua língua materna e, para esses participantes, foi necessário um tradutor. Foi utilizado um técnico de terapia ocupacional como tradutor para explicar a folha de informação, facilitar o processo de consentimento informado (Anexo E), ajudar a obter certas informações demográficas, explicar o procedimento para cada atividade, bem como fazer perguntas que tinham sido dirigidas pelo investigador, a fim de determinar o estado de espírito do participante e as capacidades de processamento durante a realização de cada atividade. O tradutor foi informado para traduzir apenas as palavras e frases exactas utilizadas pelo investigador e pelo participante. Isto minimizou a subjetividade e a parcialidade do tradutor no estudo.

3.7 *Análise de dados*

Os dados registados na folha de cálculo Excel foram analisados dentro e entre os três grupos, a fim de produzir estatísticas descritivas e inferenciais. Os dados descritivos produzidos foram analisados em termos do número de participantes por grupo, da idade de início das substâncias, da idade atual dos participantes e das suas pontuações APOM. Foram calculadas a mediana, o intervalo interquartil, a frequência e as percentagens destes dados. A mediana e o intervalo interquartil foram utilizados para permitir ao investigador uma compreensão mais clara dos valores médios relativos às idades actuais dos participantes e às idades em que iniciaram o consumo de substâncias. Dentro da amostra, dois ou três participantes apresentaram valores extremos e estes teriam ajustado a média em direção aos valores extremos, em vez de serem uma verdadeira representação dos valores médios dentro da amostra. Estes dados foram elaborados em diferentes tabelas, gráficos de barras e gráficos de caixa, de modo a serem analisados de forma facilmente acessível.

Em termos de cálculo das estatísticas inferenciais, foi utilizado o teste de Bartlett para testar a igualdade das variâncias, enquanto o teste de Bonferroni foi utilizado para ajustar as comparações múltiplas. O teste de Bartlett permite comparar a variância de dois ou mais grupos de amostras para determinar se provêm de populações com igual variância, ou seja, para testar a homogeneidade.

A ANOVA, um teste para analisar a variância entre grupos, assume que existem variâncias iguais entre grupos. A ANOVA foi efectuada depois de o teste de Bartlett ter indicado que os grupos tinham variâncias iguais. Utilizando as médias dos três grupos do estudo, a ANOVA testou a hipótese nula de que a média populacional da pontuação total da APOM é igual nos três grupos. A significância estatística foi fixada em $p<0,05$. A ANOVA também foi aplicada para testar as diferenças entre cada domínio nos três grupos. A maior diferença entre os grupos foi observada.

3.8 Ética

Antes do início do estudo, foi obtida autorização ética do Comité de Investigação de Ética Humana da Universidade de Witwatersrand. Número de autorização ética M120501 (Anexo F).

Foi obtida autorização e aprovação do Comité de Ética para a Investigação do Hospital Académico Chris Hani Baragwanath antes de se poder dar início ao processo de recolha de dados neste hospital (Anexo G).

Todos os participantes receberam a ficha de informação e assinaram o consentimento informado antes de iniciarem a investigação (Anexo E). Se os participantes apresentavam sintomas psicóticos, estes não afectaram a sua capacidade de dar o consentimento informado para o estudo antes de iniciar a avaliação de terapia ocupacional. Todos os participantes não estavam objetivamente sob a influência de substâncias por sintomas de abstinência ou intoxicação, no momento da avaliação. Todos os participantes eram cognitivamente capazes de compreender o objetivo do estudo de investigação e de dar o seu consentimento informado.

Todos os participantes se envolveram na investigação numa base voluntária e nenhum dos participantes pediu para abandonar o estudo.

3.9 Conclusão

O capítulo anterior descreveu a forma como o estudo foi efectuado e os procedimentos que foram seguidos. Descreve a conceção, a amostra, as medições, o processo, as ferramentas e a análise dos dados. O capítulo seguinte descreverá os resultados e os dados obtidos através destes procedimentos.

Capítulo 4

Resultados

4.1   Introdução

Este capítulo começa com a análise descritiva dos dados, seguida de estatísticas inferenciais. São utilizados quadros, gráficos de barras e gráficos de caixa para apresentar as estatísticas descritivas. Os resultados da estatística inferencial são apresentados sob a forma de tabela.

4.2   Estatísticas descritivas

Os dados apresentados a seguir descrevem a amostra do estudo, bem como as pontuações obtidas no APOM e no MOCA.

Tabela 4.1: Representa a mediana e o intervalo interquartil (IQR) da idade cronológica, as pontuações APOM e MOCA nos 3 grupos. A idade de início do consumo de substâncias (idade de início) é apresentada para os Grupos 1 e 2.

A partir destes dados, foram identificadas várias observações e tendências. Os indivíduos que consomem cannabis apresentaram a pontuação IQR mais baixa para a sua idade atual em comparação com os outros 2 grupos. Isto indica que os indivíduos que consomem cannabis apresentaram a idade mais jovem neste estudo, em comparação com o grupo do álcool, que apresentou os participantes mais velhos a utilizar os serviços psiquiátricos do CHBAH. Os indivíduos que consomem cannabis iniciaram o consumo de cannabis numa idade mais jovem (15 - 16 anos) em comparação com os que consomem álcool. O grupo da canábis tinha um IQR mais estreito, enquanto alguns participantes só começaram a consumir álcool aos 18 anos de idade.

Tabela 4.1: Mediana (intervalo interquartil) nos 3 grupos

	Grupo 1 (n = 30) Cannabis	Grupo 2 (n = 18) Álcool	Grupo 3 (n = 30) Sem substâncias	Total (n = 78)
	Mediana (IQR)	Mediana (IQR)	Mediana (IQR)	Mediana (IQR)
Idade atual	22.5 (21 - 26)	28 (24 - 29)	27 (23 - 29)	25 (22 - 28)

Idade Substâncias iniciadas	15 (15 - 16)	16.5 (15 - 18)	n/a	16 (15 - 17)
AP OM pont uaç ões	Afetar	9.2 (7.7 - 10.7)	10.2 (9 - 12.3)	7.7 (6 - 8.7)	9 (6.7 - 10.3)
	Estilo de vida equilibrado	7 (6 - 9)	9 (7.3 - 9.7)	7.3 (6.3 - 8.3)	7.5 (6.3 - 9)
	Comunicação/ Competências de interação	8.85 (7.5 - 10.5)	10.6 (8.2 - 12.2)	7.25 (6.2 - 8.2)	8.2 (6.8 - 10.5)
	Competências para a vida	8.4 (6.8 - 10)	9.9 (9.3 - 11.2)	6.8 (6.2 - 7.7)	7.6 (6.7 - 9.8)
	Motivação	7.8 (6.8 - 9.8)	9.4 (8.4 - 10.6)	6.8 (6.6 - 7.8)	7.6 (6.8 - 9.8)
	Competências de processo	9.2 (7.1 - 11)	10.2 (9.6 - 11.6)	7.5 (6.6 - 8.6)	8.6 (7.1 - 10.5)
	Desempenho da função	8 (7.5 - 10.5)	10.6 (9.6 - 11.6)	7.6 (6.6 - 8.2)	8 (7.5 - 10.5)

Autoestima	7.7 (6.9 - 10.7)	10.6 (8.4 - 11.4)	7.6 (6.4 - 8.4)	7.9 (6.9 - 10.6)
MOCA	20.5 (16 - 24)	20 (15 - 25)	19 (15 - 22)	20 (15 - 24)

A dimensão da amostra no final da investigação incluía 30 participantes nos grupos da canábis e sem abuso de substâncias, com um total de 18 participantes no grupo do álcool. No total, a dimensão total da amostra incluía 78 participantes.

Ao comparar as pontuações médias do APOM para cada domínio nos três grupos, o nível mais elevado de participação em actividades foi observado no grupo do álcool e os participantes do grupo sem abuso de substâncias obtiveram as pontuações mais baixas em todos os domínios.

domínios. A única exceção é o domínio do estilo de vida equilibrado, em que as pontuações médias do APOM foram semelhantes em todos os grupos. As pontuações reais variam entre seis e nove e, de acordo com as descrições APOM destas pontuações, os participantes são incapazes de organizar uma rotina significativa e satisfatória com hábitos inadequados (por exemplo, abuso ou dependência de substâncias e álcool) que dominam o seu estilo de vida.

Ao contrário das pontuações APOM, as pontuações representadas pelo MOCA foram semelhantes nos três grupos. Isto é notório abaixo da pontuação "normal" de 26 ou superior. Isto indica um baixo nível de funções cognitivas, por exemplo, memória, sequenciação, orientação, etc., em comparação com a norma esperada para uma população adulta.

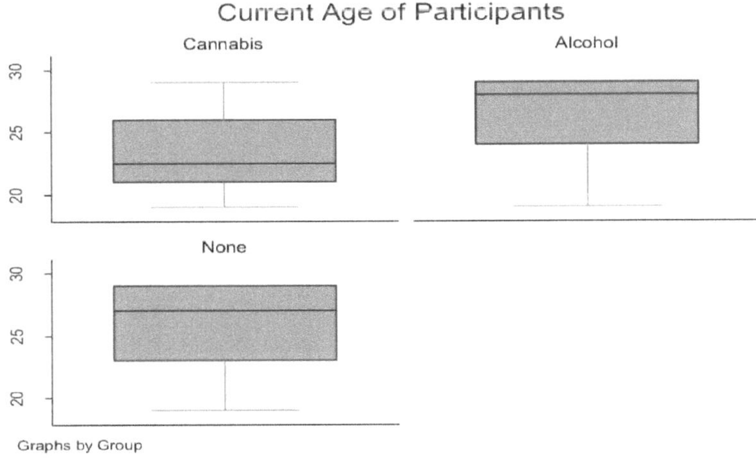

A figura 4.1 representa esquematicamente o que está indicado no quadro 4.1. Os participantes no grupo da canábis eram geralmente mais jovens, enquanto os participantes no grupo do álcool eram os mais velhos. Os indivíduos do grupo sem consumo de substâncias identificaram-se com a faixa etária mais alargada.

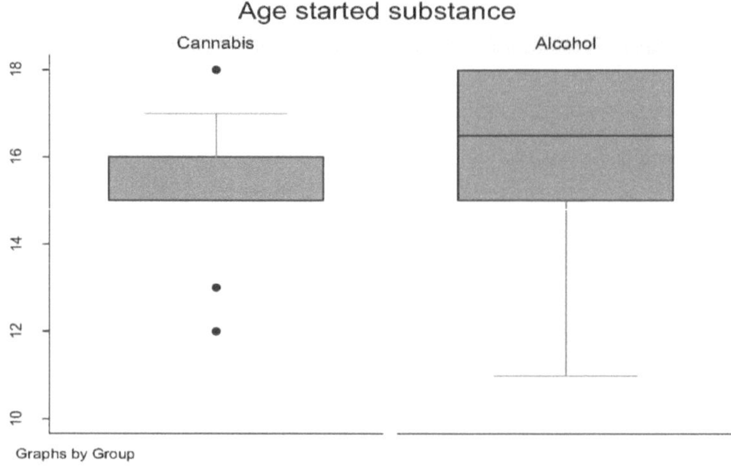

Figure 4.1   representa os dados apresentados no Quadro 4.1. Os dados da amostra indicam que os participantes do grupo da cannabis começaram a abusar de substâncias numa idade mais jovem do que os do grupo do álcool. No entanto, é de notar que no grupo da cannabis também se registaram valores extremos fora do IQR.

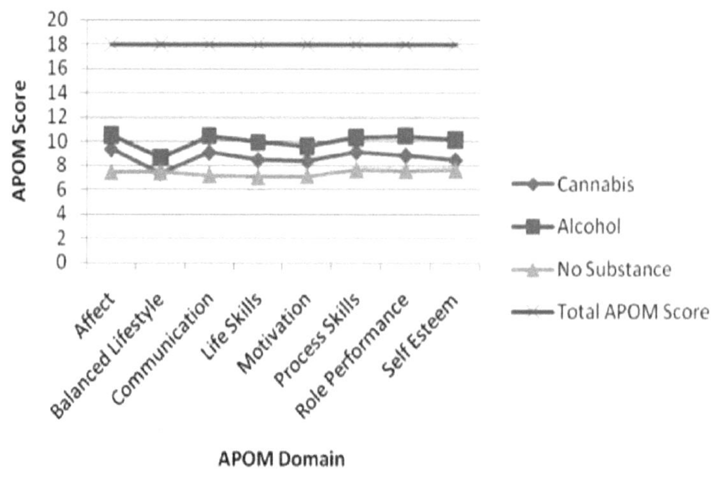

Figura 4.3*: Comparação das *pontuações médias do APOM nos três grupos
*A **Figura 4.3*** representa as pontuações médias do APOM nos três grupos para os oito domínios. A Figura 4.3 representa graficamente as informações apresentadas na Tabela 4.1. Mostra que, em todos os domínios, o grupo sem substâncias obteve consistentemente a pontuação mais baixa, enquanto o grupo com álcool obteve a pontuação mais elevada.

Tabela 4.2: Abuso versus dependência nos grupos 1 e 2

		Grupo 1 (n = 30) Cannabis	Grupo 2 (n = 18) Álcool	Total (n = 48)	Total Percentagem
Abuso	Frequência	26	17	43	89.6
	Percentagem	54.2	35.4	89.6	
Dependência	Frequência	4	1	5	10.4
	Percentagem	8.3	2	10.4	

O Quadro 4.2 compara o número de participantes diagnosticados com abuso ou dependência nos grupos da canábis e do álcool. Em geral, foram diagnosticados mais participantes com abuso, mas os que foram diagnosticados com dependência provinham maioritariamente do grupo da cannabis.

Tabela 4.3: Tipo de diagnóstico

		Grupo 1 (n = 30) Cannabis	Grupo 2 (n = 18) Álcool	Grupo 3 (n = 30) Sem substâncias	Total (n = 78)	Total Percentagem
Substância Induzido Psicose	Frequência	17	15	0	32	41
	Percentagem	21.8	19.2	0	41	

| Esquizofre nia | Frequência | 13 | 3 | 30 | 46 | 59 |
| | Percentagem | 16.7 | 3.8 | 38.5 | 59 | |

A Tabela 4.3 apresenta uma tabela com os diferentes tipos de diagnósticos entre os 3 grupos. Apenas dois diagnósticos estavam presentes na população da amostra, nomeadamente a esquizofrenia e a psicose induzida por substâncias. O diagnóstico mais comum em toda a população foi o de esquizofrenia, mas a psicose induzida por substâncias foi mais predominante no grupo do álcool.

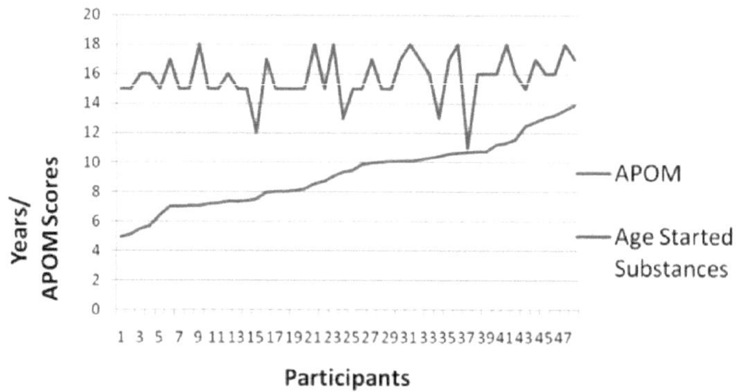

Figura 4.4: Comparação das pontuações totais do APOM dos participantes em relação às substâncias iniciadas com a idade

Figura 4.4: mostra a idade em que os participantes começaram a consumir cannabis ou álcool em relação ao nível das suas pontuações no APOM. O gráfico indica que os indivíduos que começaram a abusar de substâncias numa idade mais jovem têm pontuações APOM mais baixas. A correlação de Pearson indicou um coeficiente de correlação baixo de 0,233, mas uma tendência positiva.

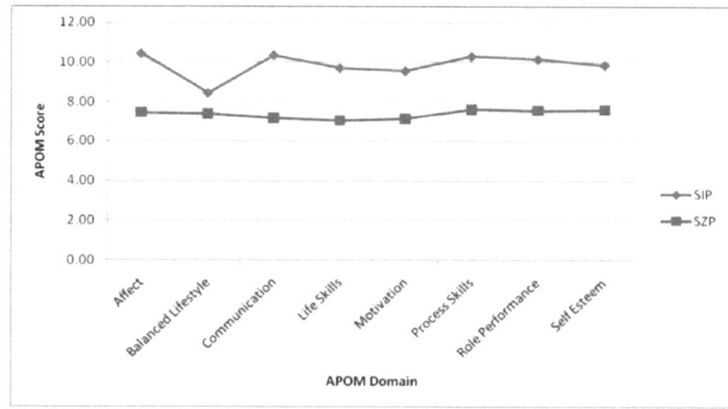

Figura 4.5: Comparação das pontuações APOM dos participantes com o seu diagnóstico

Figura 4.5: apresenta as pontuações do APOM entre os dois diagnósticos diferentes presentes na amostra. É possível observar que os participantes diagnosticados com psicose induzida por substâncias obtiveram um nível mais elevado de participação em actividades no APOM.

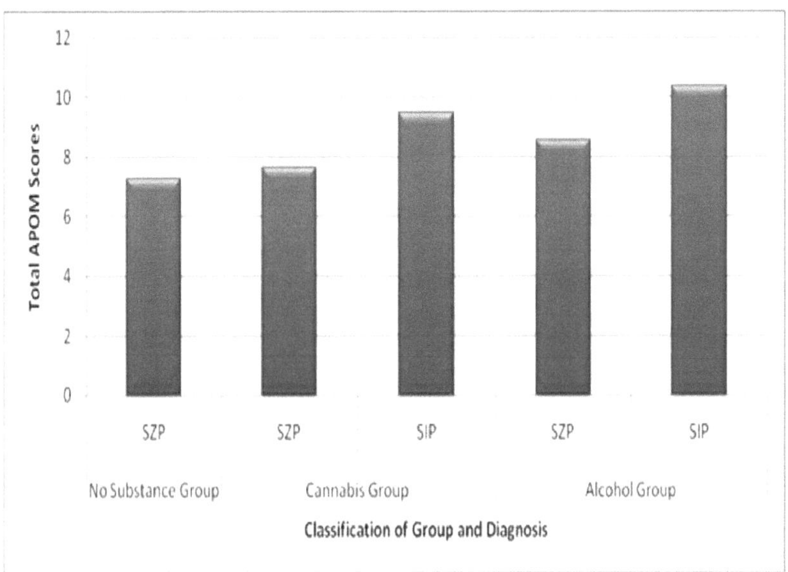

Figura 4.6 Comparação das pontuações APOM totais com o diagnóstico e o grupo
*A **Figura 4.6*** apresenta as pontuações totais do APOM de cada um dos dois diagnósticos presentes na amostra, incluindo a esquizofrenia (SZP) e a psicose induzida por substâncias (SIP). As pontuações do APOM são depois comparadas entre os três grupos. Verifica-se que os participantes diagnosticados com esquizofrenia apresentaram um nível mais baixo de participação em actividades nos três grupos.

4.3 Teste de hipóteses

A hipótese nula era que a média populacional das pontuações totais da APOM é igual nos três grupos.

A hipótese nula afirmava que não haveria impacto do álcool e da cannabis no nível de participação na atividade. A hipótese nula foi rejeitada com um valor de p significativo de 0,0001, calculado com a ANOVA. Isto indica que existe uma diferença estatisticamente significativa entre a pontuação total da APOM nos três grupos, o que indica que o álcool e a cannabis tiveram um efeito no nível de participação na atividade. É de salientar que as diferenças foram muito significativas entre o grupo do álcool e o grupo sem substâncias (p<0,000), significativas entre o grupo da canábis e o grupo sem substâncias (p<0,022), mas não houve diferenças significativas entre os grupos do álcool e da canábis (p<0,075). Verificou-se uma diferença estatística muito significativa em sete dos oito domínios, com valores de p inferiores a 0,0001. O estilo de vida equilibrado foi o único domínio com um valor de p inferior a 0,05.

Tabela 4.4: Valores de p na comparação das pontuações APOM e MOCA nos três

grupos

APOM	Valor P (ANOVA)			
	Valor de p ao comparar Pontuações APOM nos 3 grupos	valor de p numa tabela dois a dois para indicar a variância entre os grupos		
Pontuação total do APOM	0.0001***		Cannabis	Álcool
		Álcool	0.075	-
		Sem substâncias	0.022*	0.000***
Afetar	0.0001***		Cannabis	Álcool
		Álcool	0.357	-
		Sem substâncias	0.007**	0.000***
Estilo de vida equilibrado	0.0368*		Cannabis	Álcool
		Álcool	0.054	-

		Sem substâncias	1.000	0.070
Comunicação/ Competências de interação	0.0000***		Cannabis	Álcool
		Álcool	0.108	-
		Sem substâncias	0.002**	0.000***
Competências para a vida	0.0000***		Cannabis	Álcool
		Álcool	0.061	-
		Sem substâncias	0.023*	0.000***
Motivação	0.0004***		Cannabis	Álcool
		Álcool	0.144	-
		Sem substâncias	0.050*	0.000***
Competências de processo	0.0002***		Cannabis	Álcool

			Cannabis	Álcool
		Álcool	0.188	-
		Sem substâncias	0.023*	0.000***
Desempenho da função	0.0000***		Cannabis	Álcool
		Álcool	0.032*	-
		Sem substâncias	0.045*	0.000***
Autoestima	0.0005***		Cannabis	Álcool
		Álcool	0.026*	-
		Sem substâncias	0.314	0.000***
	Valor de p ao comparar as pontuações MOCA nos 3 grupos	valor de p numa tabela dois a dois para indicar a variância entre os grupos		
MOCA	0.1319		Cannabis	Álcool
		Álcool	1.000	-

		Sem substâncias	0.285	0.247

Significância estabelecida em p< 0,05*, p< 0,01**, p<0,001***

*Todos os valores acima passaram no teste de Bartlett para variâncias iguais

O teste ANOVA foi aplicado para determinar a diferença estatística e o teste de Bonferroni de comparações múltiplas foi utilizado para ter em conta as variâncias.

4.4 Conclusão

O capítulo anterior descreve as estatísticas descritivas e inferenciais do estudo. Foram salientadas certas tendências e temas que serão objeto de uma análise mais aprofundada no capítulo seguinte.

Capítulo 5

Discussão

5.1 Introdução

Um impacto negativo no nível de participação na atividade foi devidamente observado nos resultados detalhados no capítulo anterior. Neste capítulo, serão discutidos os resultados anteriormente apresentados e os factores perceptíveis que parecem ter contribuído para o nível de participação na atividade.

5.2 Diminuição da prevalência do abuso de álcool no estudo

Um total de setenta e oito participantes foram incluídos na amostra deste estudo. Trinta participantes foram colocados nos grupos de cannabis e sem abuso de substâncias, e apenas dezoito foram identificados como estando no grupo do álcool. A diminuição do número de participantes no grupo do álcool pode ser atribuída a vários factores observados pelo investigador durante o processo de recolha de dados. De acordo com os psiquiatras que os encaminharam, alguns consumidores de álcool apresentavam uma perturbação do humor, pelo que tiveram de ser excluídos do estudo. A literatura refere igualmente uma forte associação entre o consumo de substâncias e as perturbações do humor e da ansiedade, o que foi observado na prática clínica.(80) A maioria dos participantes indicou que a cannabis era mais barata e mais facilmente acessível do que o álcool, pelo que a consumiam com mais frequência. Trata-se de um desenvolvimento observado na literatura recente, uma vez que, no contexto sul-africano, os impostos sobre o álcool estão a aumentar, tornando a cannabis mais acessível do que o álcool.(81) Os participantes indicaram que, no grupo etário específico selecionado para o estudo (19 - 29 anos), o consumo de cannabis era considerado culturalmente aceitável, em comparação com o consumo de álcool, que era considerado mais aceitável numa pessoa com mais de trinta anos de idade. Estes factores parecem ter contribuído para que mais participantes preenchessem os critérios para o grupo da cannabis do que para o grupo do álcool. Este facto reduziu a quantidade de dados disponíveis do grupo do álcool, mas os resultados ainda produziram valiosas diferenças estatisticamente significativas, que foram analisadas e as tendências específicas registadas.

5.3 Iniciação do adolescente ao consumo de substâncias

Os participantes no grupo da cannabis começaram a consumir cannabis numa idade mais precoce do que os do grupo do álcool. Para os participantes que consumiam cannabis, a idade média de início do consumo era inferior a dezasseis anos e, por conseguinte, a meio do ensino secundário. No entanto, os dados revelaram alguns valores extremos, indicando que alguns participantes começaram a consumir canábis com apenas doze anos de idade. Este facto pode ser atribuído ao fator anteriormente referido de a cannabis ser mais barata e mais facilmente acessível do que o álcool, bem como ao aumento da pressão dos pares para consumir cannabis. Este facto confirma a tendência anteriormente observada de grande difusão e aumento do consumo de cannabis entre a população do Soweto(81).

Durante a adolescência, um indivíduo está ainda a desenvolver as suas competências cognitivas, sociais, emocionais e profissionais. Foi indicado que certas competências cognitivas e emocionais só estão completamente desenvolvidas por volta dos 24 anos de idade, incluindo o raciocínio abstrato (82). A idade em que os participantes do grupo da cannabis e do álcool começaram a consumir a substância foi correlacionada com as pontuações globais do APOM. Verificou-se que os participantes que começaram a consumir canábis ou álcool numa idade mais jovem tinham normalmente uma pontuação APOM mais baixa. Isto sugere que o abuso de substâncias iniciado na adolescência tem um impacto negativo no nível de participação em actividades de um indivíduo. Quanto mais cedo uma pessoa começa a consumir a substância, maior é o número e a gravidade das competências em desenvolvimento na adolescência que são afectadas e, por conseguinte, piores são os resultados profissionais na idade adulta.(21)

5.4 *Idade atual dos participantes*

Na amostra deste estudo, os participantes do grupo da cannabis tinham, no momento da avaliação, uma idade mais jovem do que os do grupo do álcool. Isto indica que, na amostra, os consumidores de cannabis preenchiam os critérios de abuso ou dependência numa idade muito mais jovem do que os consumidores de álcool. O preenchimento dos critérios de abuso ou dependência de substâncias numa idade mais jovem parece ter contribuído para que o grupo da cannabis tivesse um nível mais baixo de participação em actividades do que o grupo do álcool. Este facto confirma o que tinha sido documentado em investigações anteriores, segundo as quais uma idade mais precoce de início e uma maior gravidade do consumo de cannabis têm um impacto negativo no nível de desempenho profissional de um indivíduo.(21,37, 38)

Os participantes do grupo sem substâncias apresentaram a maior amplitude da sua idade atual, indicando que a esquizofrenia é prevalecente em toda a faixa etária selecionada e que o início da idade adulta é a norma esperada, de acordo com o DSM-IV, para o início da esquizofrenia.(6)

5.5 *Abuso de substâncias versus dependência de substâncias*

Na amostra do estudo, a maioria dos participantes foi classificada como tendo abuso de substâncias, em comparação com a dependência de substâncias. Este facto está correlacionado com a literatura, uma vez que a dependência de substâncias é descrita como a perturbação de consumo de substâncias mais prejudicial e debilitante do que o abuso, pelo que se presume que menos participantes tenham um diagnóstico de dependência. (6) No entanto, é de notar que estes dados devem ser interpretados com cautela, uma vez que, durante o processo de recolha de dados, se observou que alguns dos participantes preenchiam os critérios de dependência de substâncias, de acordo com o investigador, mas não foram classificados em conformidade no DSM-IV pelo psiquiatra que os referiu. Pode inferir-se que a interpretação dos critérios entre abuso e dependência de substâncias se presta à subjetividade e, por conseguinte, torna difícil a distinção entre os dois níveis. Os sintomas de abstinência da cannabis também não são específicos e, por conseguinte, é difícil identificar se preenchem os critérios de dependência. No contexto agudo, a distinção entre abuso e dependência não altera abertamente o tratamento inicial do indivíduo e, por conseguinte, devido a limitações de tempo e ao elevado número de doentes, esta distinção específica não tem impacto no tratamento médico imediato. No entanto, a distinção facilitou a compreensão do grau de impacto no nível de funcionamento do indivíduo. Esta subjetividade e discrepância foram corrigidas com a recente edição do DSM, em que, no DSM-5, o critério de abuso e dependência de substâncias foi combinado num único diagnóstico. A distinção entre abuso e dependência deixou de ser feita e os indivíduos são classificados em conjunto como tendo uma perturbação de consumo de substâncias. (14)

Os participantes no estudo que foram diagnosticados com dependência de substâncias pertencem maioritariamente ao grupo da cannabis. (81) Também se correlaciona com o nível mais baixo de participação em actividades observado no grupo da cannabis em comparação com o grupo do álcool, uma vez que um participante que preenche os critérios de dependência de substâncias de acordo com o DSM-IV deve sofrer mais perturbações e deterioração do seu funcionamento profissional. (6)

5.6 Nível de participação na atividade

Foi encontrada uma diferença estatisticamente significativa entre os três grupos em todas as pontuações do APOM. O significado clínico deste facto é que, em primeiro lugar, o grupo do álcool apresentou consistentemente um nível mais elevado de participação em actividades em todos os oito domínios do APOM. Isto indica um melhor desempenho nas competências para a vida, na comunicação, nos afectos, na motivação, no estilo de vida equilibrado, na autoestima, no desempenho de papéis e nas competências processuais, em comparação com o grupo da cannabis e sem abuso de substâncias. A partir destes dados, pode inferir-se que o álcool tem um impacto negativo no desempenho profissional, uma vez que as pontuações do APOM para este grupo estavam abaixo da norma esperada para uma população adulta, mas o impacto não é tão grave no nível de participação em actividades em comparação com a cannabis. Este facto está correlacionado com a investigação que indica que a cannabis provoca alterações neurocognitivas graves no cérebro que têm um impacto negativo no funcionamento de um indivíduo. (40, 41)

O estilo de vida equilibrado foi o único domínio que não apresentou diferenças significativas entre os três grupos, o que indica que os três grupos tiveram problemas neste domínio. Este resultado era esperado, uma vez que os problemas de estilo de vida são frequentemente referidos na literatura como os factores causais do abuso de substâncias e um possível precursor da doença mental.(83)

5.7 Comparação dos domínios APOM

As diferenças entre os oito domínios da APOM foram analisadas e comparadas entre os três grupos.

A motivação foi gravemente afetada em todos os grupos, mas afectou sobretudo o grupo sem abuso de substâncias. Todos estes participantes foram diagnosticados com esquizofrenia, pelo que este resultado está de acordo com os critérios do DSM-IV para a esquizofrenia, indicando a amotivação como um sintoma clínico deste diagnóstico. (6, 43) Esta falta de motivação e de impulso demonstrou ser um dos factores causais fundamentais para a deterioração das actividades da vida diária e das competências de vida de ordem superior. A diminuição da motivação nos outros dois grupos também teve um impacto negativo no nível de competências de desempenho do indivíduo e pode prejudicar ainda mais a sua capacidade de se envolver noutras actividades construtivas, como o trabalho ou os estudos, mesmo na ausência de consumo de substâncias.

A autoestima foi considerada um domínio com pior desempenho especificamente no grupo da cannabis. Isto demonstra a possível vulnerabilidade do indivíduo a sucumbir inicialmente à pressão dos pares e a consumir substâncias, bem como a reduzida capacidade de se abster de cannabis, uma vez que o indivíduo pode sentir que precisa de cannabis para se sentir bem consigo próprio. Este facto tem, portanto, implicações na iniciação e na capacidade de se abster de substâncias. A diminuição da autoestima e a dependência de substâncias para compensar podem ter um impacto negativo na motivação e capacidade para avaliar de forma realista e pôr em marcha objectivos ou planos para o futuro.

As competências processuais, embora mais elevadas no grupo do álcool em comparação com os outros dois grupos, situavam-se na metade inferior das pontuações médias dos domínios. Estas são as capacidades cognitivas e as competências de desempenho no trabalho necessárias para executar qualquer tarefa profissional. Isto demonstra um declínio em certas funções cognitivas no grupo do álcool, incluindo aspectos como a concentração, a adaptação e a formação de conceitos. Este facto é congruente com a literatura que determina que existe uma associação entre o consumo de álcool e o declínio cognitivo (84). O grupo sem abuso de substâncias obteve a pontuação mais baixa no domínio das capacidades de processamento quando comparado com os outros dois grupos. Isto indica que as perturbações psicóticas têm um impacto grave no funcionamento cognitivo de um indivíduo, o que está diretamente ligado a um fraco desempenho profissional. Um declínio nestas competências pode também dificultar o processo terapêutico, uma vez que as capacidades de aprendizagem do indivíduo são afectadas negativamente. Isto impede o indivíduo de compreender o processo terapêutico e de ser capaz de melhorar ou adaptar o seu estilo de vida de modo a melhorar o desempenho profissional.

O domínio das competências para a vida incorpora componentes como cuidados pessoais, orçamento, gestão de conflitos, gestão do stress, competências vocacionais, assertividade, parentalidade, segurança, resolução de problemas, utilização de transportes e cuidados com a medicação. Registou-se um declínio destas competências nos três grupos, mas mais acentuado no grupo sem abuso de substâncias. As competências para a vida, como a gestão do stress, o cuidado com a medicação e as competências profissionais, foram as mais afectadas neste grupo. Isto contribui diretamente para as numerosas recaídas devidas ao incumprimento da medicação e à má utilização construtiva do tempo, que se verifica no contexto clínico desta população. O mau funcionamento cognitivo e a diminuição da motivação reduziram a capacidade do participante para realizar e completar estas competências de forma autónoma. O mau desempenho nestas competências também contribui para um declínio no desempenho de papéis e num estilo de vida equilibrado.

As competências de comunicação e interação foram o domínio mais forte no grupo do álcool, mas o segundo domínio com menor pontuação no grupo sem abuso de substâncias. Este facto está relacionado com o facto de o grupo sem abuso de substâncias ter um diagnóstico predominante de esquizofrenia. Os indivíduos diagnosticados com esquizofrenia apresentam tipicamente um afeto embotado, uma diminuição da expressão emocional e um atraso psicomotor. (6) Estes sintomas têm um impacto direto nas competências sociais do indivíduo e na sua capacidade de comunicar com os outros e de exprimir os seus pontos de vista ou opiniões.

5.8 Prevalência do tipo de perturbação psicótica

Na amostra, só estavam presentes dois tipos de perturbações psicóticas: a psicose induzida por substâncias e a esquizofrenia. Este facto é esperado no âmbito da dimensão da amostra do estudo, uma vez que as outras perturbações psicóticas são relativamente raras e não são frequentemente observadas na prática. (6) No grupo sem abuso de substâncias, apenas o diagnóstico de esquizofrenia estava presente na amostra. A maioria dos participantes diagnosticados com psicose induzida por substâncias foi encontrada no grupo do álcool, em comparação com uma divisão quase uniforme entre psicose induzida por substâncias e esquizofrenia no grupo da canábis. Este facto é congruente com a literatura que indica que o consumo de cannabis pode ser um precursor do desenvolvimento da esquizofrenia e, por conseguinte, é mais predominante no grupo da cannabis (85). Também está documentado que o alcoolismo tem sido associado a perturbações mentais co-mórbidas; no entanto, a cannabis e outras substâncias demonstraram ter taxas de co-morbilidade com doenças mentais mais elevadas do que o álcool. (86).

5.9 Impacto do tipo de perturbação psicótica

As principais diferenças entre os grupos foram registadas entre o grupo do álcool e o grupo sem abuso de substâncias. Isto significa que os indivíduos pertencentes ao grupo sem consumo de substâncias apresentaram o nível mais baixo de participação em actividades e tiveram um desempenho fraco em todos os oito domínios. Este facto pode ser atribuído ao tipo de diagnóstico presente neste grupo e não apenas à ausência de substâncias.

O nível mais baixo de participação em actividades no grupo sem abuso de substâncias parece estar relacionado com o tipo de diagnóstico associado a este grupo, uma vez que todos os participantes foram diagnosticados com esquizofrenia. Este facto corrobora os critérios apresentados pelo DSM-IV, que indica que os indivíduos diagnosticados com esquizofrenia terão um nível crónico e deteriorado de participação em actividades ao longo da sua vida. No entanto, os sintomas experimentados por um indivíduo diagnosticado com psicose induzida por substâncias devem diminuir relativamente depressa após a cessação da substância e o indivíduo deve então regressar ao nível de funcionamento de base. (6) Este facto é retratado pelas pontuações da APOM, uma vez que os indivíduos diagnosticados com psicose induzida por substâncias tiveram um melhor desempenho em todos os domínios em comparação com os indivíduos diagnosticados com esquizofrenia. Isto significa que os clínicos terão de ter em consideração o tipo de diagnóstico psiquiátrico, bem como o tipo de substância, ao considerarem o prognóstico e os objectivos de intervenção de um indivíduo.

5.10 Nível de atividade Participação no diagnóstico duplo

O consumo crónico de álcool e cannabis demonstrou, na literatura anterior, causar deficiências cognitivas em adultos.(21) Estudos realizados nos últimos cinco anos indicaram que, tanto em indivíduos saudáveis como em doentes com esquizofrenia, parece haver pouca diferença no desempenho cognitivo entre consumidores e não consumidores de cannabis. Esta investigação sugere, por conseguinte, que o consumo de cannabis tem apenas efeitos subtis no desempenho neurocognitivo (58, 59) e que o abuso ou a dependência co-mórbida de álcool ou de cannabis tem efeitos limitados no desempenho cognitivo em indivíduos que já apresentam uma perturbação psicótica.(57)

O MOCA é um instrumento de rastreio utilizado para avaliar as funções cognitivas básicas de um indivíduo. Este instrumento foi utilizado para ajudar o investigador a nivelar o cliente no APOM em termos das suas competências processuais.

O MOCA não foi capaz de determinar diferenças estatisticamente significativas entre os três grupos, o que pode ser uma indicação de que o MOCA não é uma ferramenta suficientemente sensível para registar alterações nas funções cognitivas de um indivíduo na população de saúde mental. Por conseguinte, não é possível utilizar estes dados para comparar com exatidão as funções cognitivas entre os três grupos. É necessário ter em conta as limitações do MOCA em termos de sensibilidade, uma vez que foi descrito apenas como um instrumento de rastreio e, por conseguinte, os resultados não podem ser inferidos como uma avaliação exacta e completa de todas as funções cognitivas. No entanto, pode afirmar-se que, nos três grupos, as pontuações médias se situaram abaixo da norma esperada para uma população adulta e que, em geral, o grupo da cannabis foi considerado como tendo um desempenho cognitivo ligeiramente melhor do que o grupo sem substâncias diagnosticado com esquizofrenia.

Os dados mais fiáveis que podem ser utilizados para correlacionar tendências semelhantes às observadas na literatura recente são as pontuações APOM totais ou o nível global de desempenho ocupacional do indivíduo. Quando se comparam as pontuações APOM totais em relação à esquizofrenia e à psicose induzida por substâncias em cada um dos três grupos, verificou-se que o grupo da cannabis diagnosticado com esquizofrenia atingiu um nível ligeiramente mais elevado de participação em actividades do que o grupo sem abuso de substâncias ou o grupo com diagnóstico puramente de esquizofrenia. O grau de diferença não é significativo, mas os dados estão correlacionados com a investigação que indica que a cannabis pode ter apenas efeitos subtis no nível de participação em actividades em indivíduos a quem já foi diagnosticada esquizofrenia.

De facto, foi observado um maior grau de diferença no grupo do álcool. Os participantes diagnosticados com abuso de álcool e esquizofrenia tiveram um melhor desempenho do que o grupo sem abuso de substâncias e o grupo com cannabis diagnosticado com esquizofrenia. Isto significa que o álcool pode ter um impacto menor no nível de participação dos participantes em actividades, quando comparado com a cannabis e a esquizofrenia. É necessário ter em conta a idade atual dos participantes, uma vez que o declínio cognitivo limitado pode dever-se ao facto de o consumo de álcool ter ocorrido no início da idade adulta e de as consequências a longo prazo só poderem ser mais profundas no final da idade adulta. Existe também a possibilidade de os participantes no grupo do abuso de canábis e de álcool terem uma menor vulnerabilidade à psicose e uma melhor resposta à medicação psicotrópica, o que pode ser a razão por detrás do melhor desempenho cognitivo. No entanto, é de notar que o número de participantes no grupo do álcool foi menor do que nos outros dois grupos, o que limita a fiabilidade da informação.

5.11 Limitações do estudo

As dificuldades práticas de acesso a testes de despistagem de drogas antes de cada avaliação funcional tornaram subjectiva a capacidade de determinar se o participante estava sob a influência de substâncias. O uso de substâncias pode ter sido "omitido", o que pode ter tido impacto nas pontuações obtidas na medida APOM. Isto poderia levar a que as pontuações atribuídas ao nível de participação na atividade do cliente fossem inferiores ao que seria realmente apresentado pelo cliente, uma vez que este, no momento da avaliação, estava sob a influência de substâncias. Isto pode, portanto, ter produzido resultados incorrectos.

Uma pequena dimensão da amostra forneceu ao investigador apenas provas suficientes para rejeitar a hipótese nula deste estudo. Os resultados podem ser generalizados à população do CHBAH. No entanto, este estudo pode ser repetido em contextos semelhantes e os resultados podem ser comparados. Houve algumas dificuldades no diagnóstico dos participantes, quer de abuso quer de dependência de substâncias, o que pode ter prejudicado a validade dos dados em termos do nível de consumo de substâncias.

O nível de escolaridade dos participantes não foi tido em conta, o que pode ter tido um impacto no seu funcionamento cognitivo e na sua capacidade de compreender o MOCA.

5.12 Conclusão

O capítulo anterior discutiu as principais conclusões e implicações dos resultados anteriormente apresentados. O capítulo seguinte apresentará as implicações para a prática, bem como a conclusão final e as recomendações.

Conclusão

Introdução

O impacto do abuso/dependência de álcool e cannabis iniciado na adolescência no nível de participação em actividades na idade adulta na população masculina do CHBAH foi a principal questão colocada pelo investigador. O investigador alcançou este objetivo determinando o impacto de ambas as substâncias e comparando as diferenças no nível de participação em actividades. De acordo com a literatura que afirma que o abuso de cannabis e de álcool tem consequências negativas no nível de funcionamento de um indivíduo, este estudo de investigação provou que existe um declínio no nível de participação em actividades através das pontuações da APOM. Este relatório de investigação apresentou a metodologia, os resultados e os principais pontos de discussão registados no estudo. Este capítulo concluirá as principais tendências, bem como as implicações para a prática e as recomendações.

Implicações para a prática clínica e recomendações

Em resultado do que foi discutido, são apresentadas as seguintes recomendações para a prática clínica.

O abuso de álcool, o abuso de cannabis e a esquizofrenia demonstraram, neste estudo de investigação, ter um impacto negativo no nível de participação de um indivíduo em actividades. A cannabis parece ter um impacto negativo mais profundo na participação em actividades, em comparação com o álcool, sendo domínios como a motivação, o estilo de vida equilibrado e a autoestima os mais afectados. A esquizofrenia parece ter o impacto mais negativo em comparação com a cannabis e o álcool. Por conseguinte, os terapeutas ocupacionais devem ter em consideração o tipo de substância que o indivíduo consome, quando começou a consumir e o tipo de perturbação psiquiátrica, a fim de poderem elaborar um programa de intervenção mais realista e específico. O desenvolvimento de programas de intervenção com base nos níveis de APOM dos indivíduos pode também produzir melhores resultados profissionais, uma vez que os indivíduos que integram esse programa terão níveis semelhantes de funcionamento profissional e cognitivo. A colocação de indivíduos num programa em que a substância de eleição, o diagnóstico e o nível de APOM sejam semelhantes facilitará uma coesão mais forte e promoverá sistemas de apoio positivos, a fim de melhorar o desempenho profissional e evitar recaídas.

A utilização da APOM como medida de resultado funcionou como um bom instrumento de registo para a avaliação da terapia ocupacional neste estudo de investigação. A informação obtida foi fácil de compreender e os valores permitiram ao investigador comparar com precisão o nível de participação na atividade entre as diferentes substâncias e diagnósticos. A utilização de valores numéricos para transmitir o desempenho ocupacional permitiu uma melhor comunicação entre a equipa multidisciplinar e forneceu aos participantes uma medida concreta do seu desempenho. A importância de os terapeutas ocupacionais documentarem ou registarem a sua intervenção tornou-se uma área de foco nos últimos anos devido à proposta de implementação do Seguro Nacional de Saúde. Recomenda-se, portanto, que os terapeutas ocupacionais incorporem uma medida de resultados na sua intervenção com cada paciente e que considerem a utilização da APOM como ferramenta de registo, uma vez que esta provou ser fiável, válida e eficiente.

No contexto clínico, devido ao espaço limitado de camas disponível no CHBAH, há uma grande rotatividade de doentes, o que leva a que os indivíduos recebam alta com um nível de APOM de seis a nove, o que tem graves implicações negativas para o indivíduo e a sua família. Estes indivíduos têm uma visão limitada da sua condição e não são capazes de se envolver no mercado de trabalho aberto. Isto cria o síndroma da porta giratória, na medida em que os indivíduos têm numerosos reinternamentos, uma vez que recebem alta numa fase em que ainda não compreendem totalmente a sua perturbação psiquiátrica, o que os leva a não tomar a medicação ou a voltar a abusar de substâncias. Os terapeutas ocupacionais têm de estar conscientes destas dificuldades práticas num contexto governamental e garantir que é efectuado um acompanhamento adequado ou uma intervenção familiar. Os centros de recursos comunitários, as organizações não governamentais (por exemplo, SANCA) e as oficinas de proteção devem ser utilizados para promover a melhoria ou a manutenção do desempenho profissional atual após a alta e evitar novas recaídas.

A possibilidade de os terapeutas ocupacionais se envolverem em programas de prevenção comunitários também é promovida através desta investigação, uma vez que o terapeuta ocupacional seria capaz de indicar as consequências do abuso de substâncias para a população adolescente. O APOM permite uma representação fácil de compreender do impacto negativo nas competências para a vida e pode ser apresentado pelo facto de os participantes no estudo serem todos cidadãos sul-africanos. Este facto pode facilitar uma maior adesão por parte dos jovens sul-africanos e promover a abstinência de substâncias.

Conclusão

O abuso de substâncias tem sido documentado na literatura como tendo graves efeitos adversos no funcionamento profissional e social de um indivíduo. Na população sul-africana, as provas disponíveis são limitadas para demonstrar estes efeitos e para determinar exatamente quais as competências mais ou menos afectadas.

A partir deste estudo, pode inferir-se que a toxicodependência precoce tem um efeito negativo no nível de participação de um indivíduo em actividades na idade adulta. Quanto mais cedo um indivíduo inicia o consumo de substâncias, maior é o número de competências em desenvolvimento que são afectadas e, consequentemente, piores são os resultados profissionais na idade adulta. Na amostra, o consumo de canábis foi iniciado numa idade mais jovem e um maior número de participantes utilizou mais canábis do que álcool. Este facto é atribuído aos custos reduzidos, à fácil acessibilidade e à aceitação cultural do consumo de canábis por indivíduos com idades compreendidas entre os 15 e os 30 anos. A cannabis, em comparação com o álcool, demonstrou ter um impacto mais negativo e grave no nível de desempenho. Quando ao abuso de cannabis e de álcool se juntou a esquizofrenia, não pareceu reduzir ainda mais o nível de participação em actividades, mas os indivíduos diagnosticados apenas com esquizofrenia mostraram ter um nível mais baixo de participação em actividades.

No contexto sul-africano, é muito provável que a toxicodependência continue a ser um problema grave entre a população jovem e os jovens adultos. O consumo crescente de substâncias conduzirá a um aumento das doenças mentais, bem como a uma deterioração do desempenho profissional. Os terapeutas ocupacionais estão bem equipados para ajudar estes indivíduos, uma vez que são especificamente formados para obter uma visão holística tanto da pessoa como do seu ambiente. Esta é uma ligação vital e forma um ciclo interligado quando se abordam as perturbações de abuso de substâncias. Os programas de intervenção holísticos, específicos e baseados na atividade profissional promoverão um melhor prognóstico para estes indivíduos, diminuirão as consequências negativas das substâncias e proporcionarão aos indivíduos as competências necessárias para atingirem o seu nível mais elevado de desempenho profissional.

> *Deus me dê a serenidade*
> *para aceitar as coisas que não posso mudar;*
> *coragem para mudar as coisas que posso;*
> *e sabedoria para saber a diferença - Reinhold Niebuhr*

Referências

Drake R. Diagnóstico duplo. *Psychiatry* 2007;6(9):381-4.

Dixon L. Diagnóstico duplo de abuso de substâncias na esquizofrenia: prevalência e impacto nos resultados. *Schizophrenia Research* 1999;35(1):S93-S100.

Meek PS, Clark HW, Solana VL. Deficiência neurocognitiva: The Unrecognized Component of Dual Diagnosis in Substance Abuse Treatment (O componente não reconhecido do diagnóstico duplo no tratamento da toxicodependência). *Journal of Psychoactive Drugs* 1989;21(2):153-60.

Brown SA, Tapert SF. Adolescence and the trajectory of alcohol use: basic to clinical studies. *Academy of Sciences* 2004;1021:234-44.

Stein D, Herman A, Moomal H, Heeringa SG, Kessler RC, Williams DR. Lifetime prevalence of psychiatric disorders in South Africa (Prevalência de perturbações psiquiátricas ao longo da vida na África do Sul). *British Journal of Psychiatry* 2008;192(1):112-7.

Robertson B, Allwood C, Gagiano C. *Livro de Texto de Psiquiatria para a África Austral.* 1 ed. Oxford, Nova Iorque: Oxford University Press; 2001 2001. 196 - 8 p.

Relatório TUNWD. *Relatório Mundial sobre Drogas das Nações Unidas.* 2011; Disponível em: http://www.unodc.org/documents/data-and-analysis/WDR2011/ World_Drug_Report_2011 ebook.pdf

Hall W, Degenhardt, L. Adverse health effects of non-medical cannabis use (Efeitos adversos para a saúde do consumo não medicinal de canábis). *The Lancet* 2009;374(9698):1383-91.

Parry CD, Pluddemann A, Steyn K, Bradshaw D, Norman R, Laubscher R. Alcohol Use in South Africa: Findings from the First Demographic and Health Survey. *Jornal de Estudos sobre Álcool e Drogas* 2005;66(1):91-7.

Reddy SP, Panday S, Swart D, Jinabhai CC, Amosun SL, James S et al. Umthenthe *Uhlaba Usamila - The South African Youth Risk Behaviour Survey 2002.* Cidade do Cabo: Conselho de Investigação Médica da África do Sul, 2003. Disponível em: ttp://www.mrc.ac.za/healthpromotion/YRBSpart1.pdf

Pitkanen T, Pulkkinen L. Age of onset of drinking and the use of alcohol in adulthood: A follow-up study from age 8-42 for females and men. *Addiction* 2005;100:652-61.

Bonomo L, Coffey C, Carlin JB, Patton GC. Teenage drinking and the onset of alcohol dependence: Um estudo de coorte ao longo de sete anos. *Addiction* 2004;99:1520-8.

Sadock B, Saddock V. *Sinopse de Psiquiatria: Ciências do Comportamento/ Psiquiatria Clínica.* 10 ed. New York: Lippincott Williams and Wilkins; 2007.

Martin C, Chung T, Langenbucher J. Como devemos rever os critérios de diagnóstico das perturbações associadas ao consumo de substâncias no DSM-V? *Journal of Abnormal Psychology* 2008;117(3):561-75.

Associação Americana de Psiquiatria. *Transtornos relacionados a substâncias e vícios na América:* American Psychiatric Publishing; 2013 [citado 2014 03/08/2014].

Grant JD, Scherrer JF, Lynskey MT, Lyons MJ, Eisen SA, Tsuang MT et al. O consumo de álcool na adolescência é um fator de risco para a dependência de álcool e de drogas na idade adulta: provas de uma conceção gémea. *Psychological Medicine* 2006;36(1):109-18.

Crouch R, Alers V. *Occupational Therapy in Psychiatry and Mental Health (Terapia Ocupacional em Psiquiatria e Saúde Mental).* London: Whurr Publishers; 2005.

Guerri C, Pascual M. Mechanisms involved in the neurotoxic, cognitive, and neurobehavioral effects of alcohol consumption during adolescence. *Alcohol* 2010;44(1):15-26.

Bates ME, Labouvie E. Adolescent risk factors and the prediction of persistent alcohol and drug use into adulthood. *Alcoholism, clinical and experimental research* 1997;21(5):944-50.

Best D, Gross S, Manning V, Gossop M, Witton J, Strang J. Cannabis use in adolescents: the impact of risk and protective factors and social functioning. *Drug and Alcohol Review* 2005;24(6):483-8.

Thoma RJ, Monnig MA, Lysne PA, Ruhl DA, Pommy JA, Bogenschutz M et al. Adolescent substance abuse: the effects of alcohol and marijuana on neuropsychological performance. *Alcoholism: Clinical and Experimental Research* 2011;35(1):39-46.

Academia Americana de Psiquiatria da Criança e do Adolescente. *Adolescentes: Alcohol And Other Drugs.* [Online] Disponível em: http://aacap.org/page.ww?name=Teens:+Alcohol+and+Other+Drugs§ion=Facts +for+Families [Acedido em 10th Julho2011]

Iso-Ahola SE, Crowley ED. Adolescent Substance Abuse and Leisure Boredom (Abuso de substâncias na adolescência e tédio no lazer). *Journal of Leisure Research* 1991;23(3):260-71.
Sharp E, Coffman D, Caldwell L, Smith E, Wegner L, Vergnani T, Mathews C. Predicting substance use behavior among South African adolescents (Previsão do comportamento de consumo de substâncias entre adolescentes sul-africanos):
O papel das experiências de lazer ao longo do tempo. *Revista Internacional de Desenvolvimento Comportamental* 2011;35(4):343-51.
Spano MS, Fadda P, Fratta W, Fattore L. Cannabinoid-opioid interactions in drug discrimination and self-administration: effect of maternal, postnatal, adolescent and adult exposure to the drugs. *Current Drug Targets* 2010;11(4):450-61.
Clark DB, Thatcher DL, Tapert SF. Alcohol, psychological dysregulation, and adolescent brain development. *Alcoolismo, investigação clínica e experimental*. 2008;32(3):375-85.
Bartley PC, Rezvani AH. Álcool e cognição - consideração da idade de iniciação, padrões de utilização e género: uma breve revisão. *Current drug abuse reviews* 2012;5(2):87-97.
Maldonado-Devincci AM, Badanich KA, Kirstein CL. O álcool durante a adolescência altera seletivamente o comportamento e a neuroquímica imediatos e a longo prazo. *Alcohol* 2010;44(1):57-66.
Goldman MS, Williams DL, Klisz DK. Recuperabilidade do funcionamento psicológico após abuso de álcool: disfunção visual-espacial prolongada em alcoólicos mais velhos. *Journal of consulting and clinical psychology* 1983;51(3):370-8.
Levola J, Aalto M, Holopainen A, Cieza A, Pitkanen T. Health-related quality of life in alcohol dependence: A systematic literature review with a specific focus on the role of depression and other psychopathology. *Nordic Journal of Psychiatry* 2014(68); 369-384.
Volk RJ, Cantor SB, Steinbauer JR, Cass AR. Alcohol Use Disorders, Consumption Patterns, and Health-Related Quality of Life of Primary Care Patients (Perturbações relacionadas com o consumo de álcool, padrões de consumo e qualidade de vida relacionada com a saúde dos pacientes dos cuidados primários). *Alcoholism: Clinical and Experimental Research* 1997;21(5):899-905.
Hendrie HC, Gao S, Hall KS, Hui SL, Unverzagt FW. The relationship between alcohol consumption, cognitive performance, and daily functioning in an urban sample of older black Americans. *Journal of the American Geriatric Society* 1996;44(10):1158-65.
Newcomb MD, Bentler PM. Impacto do consumo de drogas na adolescência e do apoio social nos problemas dos jovens adultos: Um estudo longitudinal. *Journal of Abnormal Psychology* 1988;97(1):64-75.
Brook JS, Balka EB, Whiteman M. The risks for late adolescence of early adolescent marijuana use. *American Journal of Public Health* 1999;89(10):1549-54.
Brook JS, Lee JY, Brown EN, Finch SJ, Brook DW. Trajetórias de desenvolvimento do uso de maconha desde a adolescência até a idade adulta: personalidade e resultados de papéis sociais. *Psychological Reports* 2011;108(2):339-57.
Fergusson DM, Horwood LJ, Swain-Campbell NR. Cannabis use and psychosocial adjustment in adolescence and young adulthood (Consumo de canábis e ajustamento psicossocial na adolescência e na idade adulta jovem). *Addiction* 2002;97(9):1123-35Solowij N, Stephens RS, Roffman RA. Cognitive functioning of long-term heavy cannabis users seeking treatment. *Journal of the American Medical Association* 2002;287(9):1123-31.
Brook JS, Adams RE, Balka EB, Johnson E. Early adolescent marijuana use: risks for the transition to young adulthood. *Psychological Medicine* 2002;32(1):79-91.
Fergusson DM, Boden JM. Consumo de canábis e resultados na vida adulta. *Addiction* 2008;103(6):969-76.
Fergusson DM, Horwood LJ, Beautrais AL. Cannabis and educational achievement. *Addiction* 2003;98(12):1681-92.
Solowij N, Stephens RS, Roffman RA. Cognitive functioning of longterm heavy cannabis users seeking treatment (Funcionamento cognitivo dos grandes consumidores de cannabis de longa duração que procuram tratamento). *Journal of the American Medical Association* 2002;287(9):1123-31.
Jacobsen LK, Mencl WE, Westerveld M, Pugh KR. Impact of Cannabis Use on Brain Function in Adolescents (Impacto do consumo de canábis na função cerebral dos adolescentes). *Annals of the New York Academy of Sciences* 2004;1021(1):384-90.

Baumrind K, Moselle A. A development perspective on adolescent drug abuse. *Advances in Alcohol & Substance Abuse* 1985;4(3-4):41-66.

Lynskey M, Hall W. The effects of adolescent cannabis use on educational attainment: a review. *Addiction* 2000;95(11):1621-30.

Smith J, Hucker S. Schizophrenia and substance abuse. *The British Journal of Psychiatry.* 1994;165(1):13 a 21.

Alers V, Crouch R. *Terapia Ocupacional: Uma Perspetiva Africana.* Joanesburgo: Sarah Shorten Publishers; 2010.

Shrier LA, Harris SK, Kurland M, Knight JR. Problemas de consumo de substâncias e sintomas psiquiátricos associados entre adolescentes nos cuidados primários. *Peadiatrics* 2003;111:699-705.

Compton MT, Kelley ME, Ramsay CE, Pringle M, Goulding SM, Esterberg ML et al. Association of Pre-Onset Cannabis, Alcohol, and Tobacco Use with Age at Onset of Prodrome and Age at Onset of Psychosis in First-Episode Patients. *American Journal Psychiatry* 2009;166:1251-7.

Deas D. Adolescent substance abuse and psychiatric comorbidities. *Journal of Clinical Psychiatry* 2006;67(7):18-23.

Hasin DS, Stinson FS, Ogburn E, Grant BF. Prevalence, correlates, disability, and comorbidity of DSM-IV alcohol abuse and dependence in the United States: results from the National Epidemiologic Survey on Alcohol and Related Conditions. *Archives of General Psychiatry* 2007;64(7):830-42.

Dicionário Médico American Heritage®. Houghton Mifflin Company; 2007. [Online] Disponível em: http://medical-dictionary.thefreedictionary.com/psychosis [Acedido em 10th julho 2011]

Bowie CR, Harvey PD. Cognition in schizophrenia: impairments, determinants, and functional importance. *Psychiatric Clinics of North America* 2005;28(3):613-33.

Tsang HWH, Leung AY, Chung RCK, Bell M, Cheung W. Revisão sobre preditores vocacionais: uma revisão sistemática dos preditores de resultados vocacionais entre indivíduos com esquizofrenia: uma atualização desde 1998. *Australian & New Zealand Journal of Psychiatry* 2010;44(5):495-504.

Donohoe G, Corvin A, Robertson IH. Os défices cognitivos associados ao insight prejudicado na esquizofrenia são específicos do desempenho da tarefa executiva? *Journal of Nervous and Mental Disease* 2005;193(12):803-8.

Leitman PS, Higgins B, Foxe J, Silipo G, Javitt D. Défices sensoriais e disfunção hierárquica distribuída na esquizofrenia. *American Journal of Psychiatry* 2010;167:818-27.

Ursu S, Kring AM, Gard MG, Minzenberg MJ, Michael J, Yoon JH et al. Défices pré-frontais e corticais e interações cognição-emoção prejudicadas na esquizofrenia. *American Journal of Psychiatry* 2011;168:276-85.

Sparks A, McDonald S, Lino B, O'Donnell M, Green MJ. Cognição social, empatia e resultados funcionais na esquizofrenia. *Schizophrenia Research* 2010;122(1-3):172-8.

Liraud F, Verdoux H. Effect of comorbid substance use on neuropsychological performance in subjects with psychotic or mood disorders. *Encephale* 2002;28(2):160-8.

Schnell T, Koethe D, Daumann J, Gouzoulis-Mayfrank E. The role of cannabis in cognitive functioning of patients with schizophrenia. *Psychopharmacology* 2009;205(1):45-52.

Scholes KE, Martin-Iverson MT. Consumo de cannabis e desempenho neuropsicológico em indivíduos saudáveis e pacientes com esquizofrenia. *Psychological Medicine* 2010;40(10):1635-46.

Yücel M, Bora E, Lubman DI, Solowij N, Brewer WJ, Cotton SM et al. The Impact of Cannabis Use on Cognitive Functioning in Patients With Schizophrenia: Uma meta-análise das descobertas existentes e novos dados numa amostra de primeiro episódio. *Schizophrenia Bulletin* 2012;38(2):316-30.

Smith E, Palen L-A, Caldwell L, Flisher A, Graham J, Mathews C et al. Uso de substâncias e prevenção de riscos sexuais na Cidade do Cabo, África do Sul: An Evaluation of the HealthWise Program. *Prevention Science* 2008;9(4):311-21.

Larimer ME, Cronce JM. Identification, prevention and treatment: a review of individual-focused strategies to reduce problematic alcohol consumption by college students. *Journal of studies on alcohol* (Suplemento) 2002(14):148-63.

Magura S, Cleland CM, Tonigan JS. Avaliando o efeito de Alcoólicos Anônimos sobre o consumo de álcool no Projeto MATCH usando análise de painel de regressão com defasagem cruzada. *Jornal de Estudos sobre Álcool e Drogas* 2013;74(3):378-85.

Weisner C, Mertens J, Tam T, Moore C. Factors affecting the initiation of substance abuse treatment in managed care. *Addiction* 2001;96(5):705-16.

Le Berre AP, Rauchs G, La Joie R, Segobin S, Mezenqe F, Boudehent C et al. Prontidão para mudar e danos cerebrais em pacientes com alcoolismo crónico. *Psychiatry research* 2013;213(3):202-9.

Kim KM, Kim JS, Kim GJ, Kim SS, Jung JG, Kim SM et al. A prontidão para mudar e a perceção em pacientes dependentes de álcool. *Journal of Korean Medical Science* 2007;22(3):453-8.

Twamley EW, Jeste DV, Bellack AS. Uma revisão do treino cognitivo na esquizofrenia. *Schizophrenia Bulletin* 2003;29(2):359-82.

Lefio LA, Villarroel SR, Rebolledo C, Zamorano P, Rivas K. Intervenções eficazes no uso problemático de alhocol e outras drogas. *Revista Panamericana de Salud Pública* 2013;34:257-66.

Falloon IRH, Held T, Roncone R, Coverdale JH, Laidlaw TM. Optimal treatment strategies to enhance recovery from schizophrenia. *Australian & New Zealand Journal of Psychiatry* 1998;31(1):43-9.

Bustillo J, Lauriello J, Horan W, Keith S. The psychosocial treatment of schizophrenia: an update. *American Journal of Psychiatry* 2001;158(2):163-75.

Korn C. *A Psycho educational Program for the Chronically Mentally Ill.* [Online] Disponível em: http://cme.medscape.eom/viewarticle/418620 [Acedido em 29th junho 2009]

Rund BR, Moe L, Sollien T, Fjell A, Borchgrevink T, Hallert M et al. The Psychosis Project: outcome and cost-effectiveness of a psycho educational treatment programme for schizophrenic adolescents. *Ata Physchiatrica Scandanavica* 2007;83:211-8.

Poon MY, Siu AM, Ming SY. Análise dos resultados do programa de terapia ocupacional para pessoas com psicose precoce. *Trabalho* 2010;37(1):65-70.

Buchain PC, Vizzotto ADB, Henna Neto J, Elkis H. Ensaio clínico randomizado de terapia ocupacional em pacientes com esquizofrenia resistente ao tratamento. *Revista Brasileira de Psiquiatria* 2003;25(1):26-30.

Mahoney JL, Stattin H. Leisure activities and adolescent antisocial behavior: O papel da estrutura e do contexto social. *Journal of adolescence* 2000(2):113 - 27.

Kavanagh DJ, Waghorn G, Jenner L, Chant DC, Carr V, Evans E et al. Demographic and clinical correlates of comorbid substance use disorders in psychosis: multivariate analyses from an epidemiological sample. *Schizophrenia Research* 2004;66(6):115 - 24.

Nasreddine ZS, Phillips NA, Bédirian V, Charbonneau S, Whitehead V, Collin I et al. The Montreal Cognitive Assessment, MoCA: A Brief Screening Tool For Mild Cognitive Impairment. *Journal of the American Geriatrics Society* 2005;53(4):695-9.

Smith T, Gildeh N, Holmes C. A Avaliação Cognitiva de Montreal: Validade e utilidade numa clínica de memória. *La Revue canadienne de psychiatrie* 2007;52(5).

Casteleijn D. *Desenvolvimento de uma medida de resultados para terapeutas ocupacionais em práticas de cuidados de saúde mental.* Tese de doutoramento: Universidade de Pretória, África do Sul; 2010. Disponível em: upetd.up.ac.za/thesis/available/etd-02102011-143303/

Merikangas KR, Mehta RL, Molnar BE, Wlaters EE, Swendsen JD, Aquilar-Gaziola S et al. Comorbidade das perturbações associadas ao consumo de substâncias com perturbações do humor e da ansiedade: Resultados do consórcio internacional em epidemiologia psiquiátrica. *Addictive Behaviors* 1998;23(6):893-907.

Malose L. *The prevalence of alcohol and other drug use amongst school learners in Alexandra Township.* Ambiente do Repositório Institucional Wits no WIReDSpace: Witwatersrand; 2006. Disponível em http://hdl.handle.net/10539/241

Steinberg L. Cognitive and affective development in adolescence (Desenvolvimento cognitivo e afetivo na adolescência). *Tendências em Ciências Cognitivas* 2005;9(2):69-74.

Wegner L, Fsisher A. Leisure boredom and adolescent risk behaviour: a systematic literature review. *Journal of Child & Adolescent Mental Health* 2009;1(21):1-29.

Sullivan EV, Rosenbloom MJ, Pfefferbaum A. Pattern of Motor and Cognitive Deficits in Detoxified Alcoholic Men (Padrão de défices motores e cognitivos em homens alcoólicos

desintoxicados). *Alcoholism: Clinical and Experimental Research* 2000;24(5):611-21.
Andreasson S, Allebeck P, Engstrom A, Rydberg U. Cannabis e Esquizofrenia. A Longitudinal Study of Swedish Conscripts (Um estudo longitudinal de recrutas suecos). *The Lancet* 1987;330(8574):1483-6.
Regier DA, Farmer ME, Rae DS, Locke BZ, Keith SJ, Judd LL, Goodwin FK. Comorbidade de transtornos mentais com abuso de álcool e outras drogas: Results from the epidemiologic catchment area (eca) study. *Journal of the American Medical Association* 1990;264(19):2511-8.

Apêndice A

Pontuações APOM

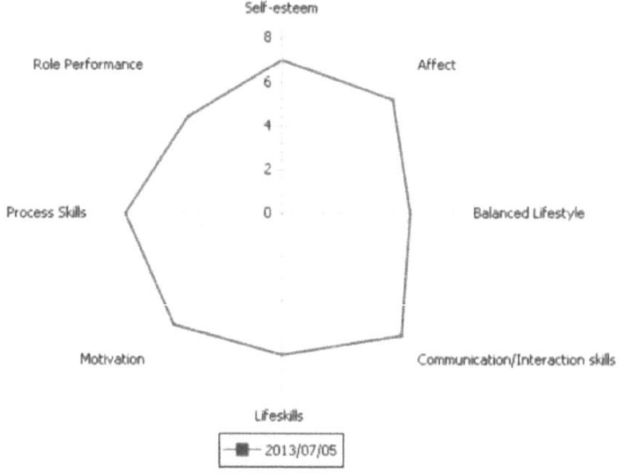

Competências de comunicação	Tom (1, 2, 3)	Auto-diferenciação (4, 5, 6)	Auto-apresentação (7, 8, 9)	Participação passiva (10, 11, 12)	Participação imitativa (13, 14, 15)	Participação ativa (16, 17, 18)
Físico	Consciente de que alguém está presente, não estabelece contacto físico.	Evita o contacto físico ou estabelece um contacto físico inadequado.	Estabelece contacto físico, normalmente inadequado e para ver a reação dos outros.	Contacto físico limitado, mas adequado.	Estabelece o contacto físico adequado como os outros (imitar o comportamento correto).	Estabelece constantemente um contacto físico adequado.

Fisicalidade	Olhar para o nada Poderá ter um contacto visual fugaz.	Olha e fixa o olhar de forma inadequada, incapaz de utilizar o olhar para comunicar.	Olha fixamente por curiosidade e procura atenção.	Começar a utilizar corretamente os olhares para comunicar.	Olha adequadamente para a comunicação.	Utilizar o olhar de forma coerente e adequada na comunicação.
Fisicalidade	Não utilização de gestos.	Não utiliza gestos ou utiliza gestos inadequados.	Utiliza gestos de forma excessiva ou inadequada.	Os gestos tornam-se apropriados.	Os gestos são adequados. Orienta-se corretamente em relação aos outros.	Utiliza os gestos de forma coerente e adequada.
Fisicalidade	Por vezes tem um comportamento agressivo, mas não utiliza o corpo para comunicar.	Fraca capacidade de utilizar o corpo para comunicar, por vezes com comportamentos agressivos.	Não manobra corretamente o corpo em função da situação ou em relação aos outros.	Orienta-se fisicamente na posição correta em relação aos outros.	Manobra corretamente o corpo em função da situação ou em relação aos outros.	Utiliza o corpo de forma eficaz na comunicação, não sendo inseguro para mostrar acções e manobras corporais aos outros num grupo.
Intercâmbio de informações	Utilização limitada ou nula da fala para comunicar.	Utiliza a fala para comunicar, mas normalmente é incoerente e não consegue modular o tom de voz ou o volume.	Articula um discurso compreensível, mas com frases curtas, nem sempre claras. Incapacidade de modular o discurso e o volume de acordo com a situação.	Começa a articular um discurso claro e compreensível e modula o volume, mas não é consistente.	Articula de forma consistente um discurso claro e compreensível e modula o volume.	Boa articulação e modula bem o discurso.

Intercâmbio de informações	Não há troca de informações.	Troca informações limitadas, apenas articula as suas necessidades imediatas.	Tenta comunicar e trocar informações, mas de forma superficial e nem sempre adequada.	Troca de informações em situações "seguras" e conhecidas, geralmente adequadas mas limitadas.	Troca uma variedade de informações.	Troca informações relevantes e interessantes.
Intercâmbio de informações	Expressão limitada dos desejos, recusas observadas no comportamento agressivo.	Necessidade de exprimir desejos e recusas de forma imediata e inadequada.	Expressa desejos e recusas de forma inadequada, não consegue selecionar a situação certa.	Insegurança para expressar desejos e recusas.	Ainda não tem a certeza de exprimir os seus desejos e recusas, mas imita os outros se necessário.	Expressa desejos e recusas com confiança.
Intercâmbio de informações	Não inicia a interação.	Não imita a interação nem mantém uma conversa, a não ser para se defender.	Não inicia a interação a não ser por razões egocêntricas.	Inicia a interação e termina corretamente uma conversa.	Participa na interação de acordo com as normas sociais. Mantém uma conversa e exprime afeto pelos outros.	Procura a interação com os outros, com uma abordagem calorosa e aberta. É capaz de se concentrar nos aspectos relevantes das conversas.
Relações	Não tem consciência dos outros e não deseja estabelecer uma relação ou aderir às normas sociais.	Consciência fugaz dos outros e nenhum desejo de estabelecer uma relação ou aderir às normas sociais.	Consciente das normas sociais básicas que estão a surgir, mas incapaz de se conformar com as normas sociais, forma uma relação por razões egocêntricas.	Consciente das normas sociais e começando a conformar-se com as normas sociais explícitas. Dependente dos outros para iniciar relações significativas.	Nas relações, é possível dar e receber. Cumpre as normas sociais como os outros.	Estabelece boas relações com os outros, procura dar nas relações. Adapta o seu comportamento quando a situação muda.

Relações	Não tem interesse em estabelecer relações com os outros e não tem consciência das necessidades e pedidos dos outros.	Não tem interesse em estabelecer relações com os outros e não tem consciência das necessidades e pedidos dos outros.	Não tem interesse em estabelecer uma relação com os outros. Não responde às necessidades dos outros (pode estar consciente das necessidades).	É incapaz de, mas deseja, estabelecer uma relação com os outros, dar-se de forma inconsistente numa relação.	É capaz de estabelecer uma relação com os outros, respeitar as reacções e os pedidos dos outros.	É capaz de estabelecer relações de forma consistente, responde às necessidades dos outros com facilidade.

Desempenho de funções	Tom (1, 2, 3)	Auto-diferenciação (4, 5, 6)	Auto-apresentação (7, 8, 9)	Participação passiva (10, 11, 12)	Participação imitativa (13, 14, 15)	Participação ativa (16, 17, 18)
Consciência dos papéis	Não tem consciência dos papéis.	Não tem consciência dos papéis.	Está consciente do seu papel na instituição, tenta cumpri-lo, mas precisa de supervisão.	Está consciente dos papéis na sua própria situação e posição social se a estrutura for segura e familiar.	Tem consciência dos papéis na sua própria situação e da posição social em situações estáveis e em mudança.	Estar completamente consciente dos seus papéis, ajudar os outros a estarem conscientes dos seus papéis.
Expectativas de papel	Não tem consciência das expectativas em relação ao seu papel.	Necessita de ser recordado das tarefas menores de uma função.	Necessita de ser recordado das expectativas e tarefas de uma função. Expectativas irrealistas.	Está consciente das expectativas simples que são óbvias para uma função.	Conhece as expectativas de uma função e recusará expectativas adicionais.	Está ciente de todas as expectativas e dos pormenores de uma função.
Equilíbrio de funções	Não tem consciência do equilíbrio de papéis.	Não tem consciência do equilíbrio de papéis.	Não há provas de equilíbrio de funções, executa algumas tarefas de uma função sob supervisão.	Está consciente do equilíbrio de papéis, mas precisa de orientação para desempenhar tarefas de diferentes papéis ao mesmo tempo.	É capaz de equilibrar os papéis seguindo um modelo e uma rotina definida.	É capaz de equilibrar os papéis e adaptar a rotina à medida que as expectativas aumentam.

Competência	Não pode desempenhar qualquer função.	É capaz de executar uma ou duas tarefas de uma função na instituição ou enfermaria sob supervisão constante.	É capaz de executar tarefas menores de uma função na instituição ou na enfermaria. Executa determinadas tarefas da função para obter privilégios.	Desempenhar suficientemente algumas tarefas de uma função.	Desempenha o seu papel como esperado e de acordo com as normas.	Competente numa variedade de papéis ao mesmo tempo. Actua como um modelo para os outros.

Afetar	Tom (1, 2, 3)	Auto-diferenciação (4, 5, 6)	Auto-apresentação (7, 8, 9)	Participação passiva (10, 11, 12)	Participação imitativa (13, 14, 15)	Participação ativa (16, 17, 18)
Repertório de emoções	Afeto embotado, plano.	Evidência de emoções básicas, por exemplo, satisfação ou insatisfação, prazer ou raiva, angústia ou apatia.	Demonstra uma maior variedade de emoções, por exemplo, medo, afeto, inveja, mas não apresenta um nível de intensidade adequado.	Ansioso em situações desconhecidas. Emoções refinadas como arrependimento, orgulho, frustração, surpresa.	Evidencia empatia, compaixão e cordialidade. Ansioso quando a criatividade é exigida, precisa de um exemplo para atuar.	Todo o espetro de emoções, por exemplo, compaixão, ternura, lealdade. A ansiedade inspira geralmente a realização.
Controlo	Não tem controlo sobre as emoções, por vezes grita.	Pouco controlo sobre as emoções.	Facilmente desencadeada, explosão súbita de emoções como a raiva ou o riso, falta de controlo.	Facilmente imobilizado pela ansiedade, controla as emoções em situações seguras. A externalização das emoções torna-se socialmente aceitável.	É capaz de controlar as emoções, imobilizado pela ansiedade em situações novas sem um modelo a imitar.	É capaz de controlar as emoções e os efeitos negativos da ansiedade e não se imobiliza facilmente.

Humor	Apático e letárgico.	Humores imprevisíveis.	Humores flutuantes.	O humor é estável em situações seguras, mas tende a ser pessimista em situações desconhecidas.	O humor é consistente e tende a ser otimista.	O humor é consistente e otimista.

Autoestima	Tom (1, 2, 3)	Auto-diferenciação (4, 5, 6)	Auto-apresentação (7, 8, 9)	Participação passiva (10, 11, 12)	Participação imitativa (13, 14, 15)	Participação ativa (16, 17, 18)
Empenho na tarefa/situação	Retraído, sem consciência da situação ou com pouca reação a uma situação.	Relutante em comprometer-se com uma tarefa ou situação.	Disponibilidade para se empenhar em algumas etapas de uma tarefa e apresentar-se durante um curto período de tempo numa situação conhecida.	Disponibilidade para experimentar uma tarefa completa num ambiente seguro e numa situação conhecida.	Confiante em participar se as normas forem claras.	Assertivo e confiante na maioria das situações.
Utilizar o feedback	Não tem conhecimento do feedback.	Pouca reação ao feedback, por vezes responde de forma agressiva ao feedback.	É incapaz de ver o feedback como um meio de melhorar a autoestima, reagindo por vezes de forma exagerada a pequenos comentários positivos.	É incapaz de lidar com os aspectos negativos da avaliação ou do feedback dos outros.	É capaz de lidar com os aspectos negativos do feedback.	Expressa opiniões, avalia corretamente o feedback negativo.

Valor próprio	Não tem consciência do seu valor próprio.	Não tem consciência do seu valor próprio.	Autoestima por vezes irrealista, incapaz de selecionar critérios adequados para avaliar a sua autoestima.	Por vezes, é evidente o comportamento de auto-humilhação, que protege o indivíduo do fracasso e, por conseguinte, não assume riscos (ansiedade de fracasso).	Ansiedade de fracasso presente quando as situações são de risco.	Comporta-se e actua com rapidez e confiança.
Atitude em relação a si próprio	Retirado e isolado.	Mudanças imprevisíveis de atitude e de comportamento. ("Não consigo" - atitude)	Hesitante se o terapeuta ou o apoio estiver ausente ou indisponível. Por vezes, demasiado confiante.	Hesitante em situações desconhecidas e retrai-se quando frustrado.	Geralmente seguro de si próprio em todas as situações.	Alegre e feliz. Procurado para obter conselhos e garantias.
Atitude em relação a si próprio	Não há indícios de uma atitude em relação a si próprio.	Não exprimir uma atitude em relação a si próprio.	Atitude positiva irrealista em relação a si próprio ou sente-se enganado e vitimado pela vida.	Duvidar da sua própria adequação, auto-destruir-se. Subtilmente negativista.	Começa a ter confiança para se defender. Normalmente, uma atitude positiva em relação a si próprio.	Satisfeito consigo próprio e sem sinais de preocupação consigo mesmo.
Consciência das qualidades	Não tem consciência de quaisquer qualidades ou caraterísticas sobre si próprio.	Não exprima quaisquer qualidades ou caraterísticas sobre si próprio.	Auto-piedoso, tímido, pode exprimir caraterísticas concretas sobre si próprio.	Autoconsciente e por vezes auto-depreciativo, preocupado com as suas incompetências, inseguro quanto à sua conformidade com as normas.	Imita pessoas bem sucedidas, é capaz de nomear as boas e más qualidades.	É capaz de reconhecer as suas más qualidades e, normalmente, tenta melhorá-las.

Presença social	Não tem consciência dos contextos sociais.	Não tem consciência dos contextos sociais.	Depende da aceitação social e da atenção.	Passivo em situações sociais, sem confiança para participar.	Não está isolado dos outros, sente-se confiante para fazer parte de um grupo.	Socialmente à vontade, equilíbrio e presença social.

Motivação	Tom (1, 2, 3)	**Auto-diferenciação (4, 5, 6)**	**Auto-apresentação (7, 8, 9)**	**Participação passiva (10, 11, 12)**	**Participação imitativa (13, 14, 15)**	**Participação ativa (16, 17, 18)**
Participação ativa	Não faz qualquer esforço para participar na atividade.	Faz um esforço mínimo, dá uma resposta ocasional, mostra prazer por breves momentos.	Esforça-se, está disposto a experimentar e a apresentar-se. O esforço termina normalmente de forma abrupta e antes de a atividade estar concluída.	Tem coragem e é capaz de manter o esforço se não encontrar problemas. Demonstra prazer durante a tarefa.	Mantém um esforço consistente para uma tarefa. O prazer motiva-o a participar em tarefas mais exigentes.	Mantém um esforço consistente e gera originalidade. O prazer leva a uma participação mais criativa em situações futuras.
Motivos e motivações	Impulso básico para manter o corpo em homeostase, sem sinais de vontade de viver, qualidade de vida dependente dos cuidados de enfermagem.	Disposto a participar se as motivações e necessidades básicas forem satisfeitas.	Os motivos egocêntricos, a pertença e a aprovação de pessoas selecionadas levam a pessoa a agir.	A aprovação e a pertença a um grupo levam a pessoa a agir.	A autoestima positiva leva a pessoa a agir.	O esforço de auto-realização e os valores impulsionam a ação.

Mostra interesse	Não mostra necessidade de estimulação ou de participação em actividades.	Mostra interesse por actividades que satisfaçam necessidades básicas e imediatas.	Mostra interesse em estímulos e actividades, mas o interesse não é sustentado.	Mostra interesse por uma variedade de actividades, mantém o interesse em actividades preferidas e conhecidas.	Demonstra interesse pelas actividades preferidas e não preferidas e está disposto a aprender novas competências.	Mostra interesse pelas actividades preferidas e não preferidas, executa-as com originalidade, adapta-se para tornar as actividades não preferidas mais interessantes.
Comportamento orientado por objectivos	Não há sinais de comportamento orientado para objectivos.	Não há sinais de comportamento orientado para um objetivo, participa em tarefas com acções incidentais.	Começa a trabalhar para um objetivo com orientação do terapeuta, participa na tarefa com ação exploratória.	Trabalha para atingir um objetivo em tarefas bem estruturadas e bem conhecidas, a ação é passiva e necessita de apoio e encorajamento do terapeuta.	É capaz de planear os objectivos de uma tarefa, imitar os outros e respeitar as regras e a sua própria estrutura.	É capaz de planear objectivos, adaptar-se quando surgem problemas, mostrar iniciativa na execução de tarefas.
Locus de controlo	Locus de controlo externo, dependente dos cuidados de enfermagem totais.	Locus de controlo externo, é capaz de cuidar de si próprio, mas precisa de recompensas externas para participar noutras tarefas. Não é capaz de ver se a atividade foi bem sucedida ou não, acções acidentais.	Locus de controlo externo, egocêntrico e participa para obter recompensas. Precisa de experimentar o sucesso para voltar a participar na atividade, acções impulsivas.	Locus de controlo externo, à espera que o terapeuta estruture o ambiente, vontade de participar num ambiente seguro.	Surgimento do locus de controlo interno, estabelecimento de um plano de ação e início da responsabilizaçã o pelas suas acções. É capaz de lidar com os efeitos negativos do fracasso.	Locus de controlo interno, assume a responsabilidade pelas suas próprias acções, altera o comportamento ou as acções quando necessário, o fracasso é visto como um desafio para melhorar no futuro, acredita que pode influenciar os resultados dos acontecimentos.

Estilo de vida equilibrado	Tom (1, 2, 3)	Auto-diferenciação (4, 5, 6)	Auto-apresentação (7, 8, 9)	Participação passiva (10, 11, 12)	Participação imitativa (13, 14, 15)	Participação ativa (16, 17, 18)
Utilização do tempo e rotinas	A pessoa necessita de cuidados totais. Desconhece o conceito de estilo de vida equilibrado ou de utilização do tempo.	Desconhece o conceito de estilo de vida equilibrado ou de utilização do tempo. Pessoa inserida numa instituição que fornece rotinas que estruturam automaticamente a utilização do tempo.	É incapaz de organizar a utilização do seu tempo, precisa de um programa estruturado e pré-planeado e fica perturbado se a rotina mudar.	Está consciente da importância de equilibrar as tarefas e de ter uma rotina, mas não é capaz de afetar o tempo de forma autónoma.	É capaz de organizar a utilização do tempo numa rotina que melhore o seu estilo de vida, mas tem dificuldade em segui-la de forma consistente.	Organiza a utilização do seu tempo e segue-o de forma coerente, adaptando-o quando a situação muda.
Hábitos	Não tem consciência de hábitos indesejáveis ou bons.	Podem estar presentes hábitos inadequados e destrutivos, por exemplo, mendicidade, tabagismo em cadeia, dependência de drogas, actividades sexuais indesejáveis. Não tem consciência dos bons hábitos.	Hábitos inadequados ainda presentes, mas começa a ter consciência dos efeitos negativos dos hábitos destrutivos. Estão a surgir hábitos úteis, por exemplo, frequentar um programa de OT ou uma oficina protegida.	Os hábitos não estão bem estabelecidos e são facilmente perturbados pela doença. Considera difícil substituir os hábitos indesejáveis por bons hábitos, mas apercebe-se da sua importância.	Tem consciência dos hábitos indesejáveis e é capaz de mudar para bons hábitos.	Evita hábitos indesejáveis e ajuda os outros a mudar de hábitos. Procura constantemente a qualidade de vida e adapta os seus hábitos para ter um melhor estilo de vida.
Mix de profissões	Necessita de cuidados totais, segue a rotina da instituição. Não tem consciência do significado de estar ocupado.	Preferência por fazer o mínimo possível, mistura pouco saudável de ocupações. Não tem consciência do significado de estar ocupado.	Começa a desenvolver preferências, por exemplo, quais as tarefas a realizar na enfermaria, em casa ou no departamento de OT. As ocupações significativas são normalmente centradas no próprio.	Está consciente do valor da variedade e de ocupações significativas, mas tem dificuldade em identificar preferências profissionais que proporcionem significado e satisfação.	Tem um repertório definido de profissões preferidas e significativas, mas não tem vontade de explorar mais profissões.	Participa ativamente num bom repertório de ocupações preferidas e procura frequentemente novas ocupações.

Competências para a vida	Tom (1, 2, 3)	Auto-diferenciação (4, 5, 6)	Auto-apresentação (7, 8, 9)	Participação passiva (10, 11, 12)	Participação imitativa (13, 14, 15)	Participação ativa (16, 17, 18)
Cuidados pessoais, higiene, asseio	Cuidada pelo pessoal de enfermagem ou pela família.	Necessita de assistência física e de super-visão para tomar banho e ir à casa de banho. Come normalmente de forma desarrumada e desarrumada.	Aptidões mais refinadas, por exemplo, cuidados de higiene, vestuário, cuidados com o cabelo inadequados e de má qualidade. Higiene dentária deficiente.	Competências de auto-cuidado adequadas e de boa qualidade, auto-cuidado refinado adequado e de boa qualidade.	É independente em todas as tarefas de cuidados pessoais e executa-as com boa qualidade.	Domina todas as competências em matéria de cuidados pessoais, usa a originalidade e actua como modelo para os outros.
Segurança pessoal, cuidados com a medicação	Não tem noção da sua segurança pessoal, está totalmente sob cuidados e necessita de supervisão e assistência constantes.	Necessita de supervisão constante para segurança pessoal e medicação.	Tem consciência da sua segurança pessoal, mas precisa de ser lembrado e supervisionado ocasionalmente; os cuidados com a medicação dependem do pessoal de enfermagem ou da família.	É capaz de manter a segurança pessoal, assume a responsabilidade pela medicação, mas é incoerente.	É capaz de manter a sua segurança pessoal e assume a responsabilidade pela medicação de forma consistente.	Competente em matéria de segurança pessoal, assume a responsabilidade pela segurança dos outros. Utilização responsável e coerente da medicação, consulta quando é necessária uma revisão da medicação.
Utilização dos transportes	Transportado pelo pessoal de enfermagem ou pela família, se necessário.	Dependente de terceiros para o transporte.	Dependente de terceiros para o transporte.	É capaz de organizar o seu próprio transporte, utilizar os transportes públicos ou conduzir o seu próprio veículo.	Organiza o seu próprio transporte, seja ele público, autónomo ou de clube de elevadores.	Organiza o seu próprio transporte e resolve problemas de transporte de uma forma original.

Competências domésticas	Não há competências evidentes.	Não executa estas competências, geralmente sob supervisão constante ou cuidar dos outros.	Executa aspectos das tarefas domésticas, por exemplo, lavar a loiça, fazer chá. Qualidade ainda falta.	Maior variedade de competências domésticas com melhor qualidade, mas não de forma consistente com bom desempenho nestas competências.	Executa a maioria das tarefas domésticas com qualidade suficiente e de forma consistente (imitar outros modelos).	Possui um vasto repertório de competências domésticas e executa-as bem e com originalidade (actua como modelo para os outros).
Competências de cuidados infantis	Não há competências evidentes.	Não cuida de crianças, normalmente sob supervisão ou cuidados constantes.	Não tem conhecimento das diferentes funções e responsabilidades nas competências de acolhimento de crianças.	Está consciente das tarefas óbvias de cuidados infantis, mas não tem um desempenho consistente nestas competências.	Cumpre os deveres e as responsabilidades de cuidar das crianças de forma coerente (imitar outros modelos).	Desempenha as suas funções e responsabilidades de guarda de crianças com originalidade (serve de modelo para os outros).
Competências em matéria de gestão de dinheiro e de orçamento	Não há competências evidentes.	Não lida com dinheiro ou faz orçamentos, normalmente sob supervisão ou cuidados constantes.	Não tem consciência do valor dos bens ou da definição de prioridades para gastar dinheiro.	Está consciente do valor dos bens e necessidades quotidianas, mas não é capaz de gastar dinheiro de forma consistente.	Está consciente do valor dos bens, tem a capacidade de orçamentar e gastar em conformidade de forma coerente (imitar outros modelos)	Está consciente do valor dos bens, tem a capacidade de orçamentar e gastar em conformidade de forma original (actua como modelo para os outros).

Assertividade	Não há competências evidentes.	Não tem consciência dos seus direitos e sentimentos, nem dos dos outros, age com agressividade ou retraimento.	Coloca os seus próprios direitos em primeiro lugar, não tem consciência dos direitos e sentimentos dos outros, age com agressividade ou retraimento.	Tem consciência dos seus direitos e sentimentos, bem como dos dos outros, mas reage de forma passiva, evita conflitos ou fica imobilizado pelo stress.	Responde adequadamente aos direitos e sentimentos dos outros, mas precisa de um modelo para ser assertivo.	Responde adequadamente aos direitos e sentimentos dos outros. Dá o exemplo de assertividade.
Gestão do stress	Não tem consciência do stress.	Não tem consciência dos seus próprios factores de stress, age com agressividade ou retraimento.	Está consciente dos factores de stress, mas não consegue identificá-los. Não se apercebe do efeito do stress na vida. Não tem conhecimento de técnicas para aliviar o stress.	Identifica os seus próprios factores de stress com orientação, tem conhecimento das técnicas de combate ao stress e utiliza as técnicas com orientação.	Identifica os seus próprios factores de stress e gere-os seguindo as técnicas e métodos prescritos.	Cria o seu próprio programa de gestão do stress com técnicas e métodos valiosos. Dá o exemplo aos outros.
Gestão de conflitos	Não tem consciência do conflito.	Lida com conflitos com agressividade ou retração, causando frequentemente conflitos sem se aperceber.	Lida com conflitos com agressividade ou retraimento, causa conflitos repetidamente.	Evita o conflito e fica frequentemente imobilizado pelo conflito. Tem conhecimento de técnicas para lidar com conflitos, mas só as utiliza com orientação.	Utiliza de forma autónoma algumas técnicas de resolução de conflitos.	É capaz de escolher uma técnica de entre uma variedade de técnicas. Ajuda os outros na gestão de conflitos.
Capacidade de resolução de problemas	Não tem conhecimento de um problema.	Não é capaz de identificar o problema.	É capaz de identificar problemas simples, sem competências para efetuar outras etapas da resolução de problemas.	Está consciente das etapas de resolução de problemas, identifica problemas simples mas necessita de orientação para problemas complexos.	Surgem competências mais complexas de resolução de problemas, mas seguindo métodos que outros sugerem.	Boas capacidades de resolução de problemas, um repertório de métodos está a ser utilizado e é capaz de ajudar os outros na resolução de problemas.

Competências pré-profissionais	Não há competências presentes.	Começa a mostrar algumas competências, por exemplo, executar uma ou duas tarefas de rotina na enfermaria (fazer a sua própria cama), lavar chávenas de chá.	Começa a utilizar as competências pré-profissionais, mas de forma inadequada e com pouca qualidade.	Realiza competências pré-profissionais com alguma qualidade, mas de forma incoerente.	Realiza competências pré-profissionais de acordo com a norma.	Realiza competências pré-profissionais com originalidade.
Competências profissionais	Sem competências profissionais.	Sem competências profissionais.	Competências profissionais emergentes, podem ter competências fragmentadas, por exemplo, arquivo, dactilografia.	Algumas competências profissionais estão presentes, mas necessita de assistência para as executar.	Competências profissionais suficientes para entrar no mercado de trabalho aberto.	Variedade de competências profissionais, geralmente bem sucedidas num emprego.

Competências processuais	Tom (1, 2, 3)	Auto-diferenciação (4, 5, 6)	Auto-apresentação (7, 8, 9)	Participação passiva (10, 11, 12)	Participação imitativa (13, 14, 15)	Participação ativa (16, 17, 18)
Atenção	Inconsciente da tarefa.	Atenção fugaz à tarefa.	Concentra a atenção durante curtos períodos, distrai-se facilmente.	Concentra a atenção durante a execução da tarefa, mas a qualidade da atenção é por vezes fraca, por vezes distraída.	Concentra a atenção durante toda a execução da tarefa com boa qualidade, não se distraindo facilmente.	Capaz de se dedicar completamente à tarefa, a qualidade da atenção é extremamente boa.

Ritmo	Não está preparado para se dedicar a uma tarefa.	Não se fala de ritmo ou ritmo de trabalho, pois as acções são destrutivas ou incidentais.	Ritmo inconsistente ou execução de tarefas, ritmo lento ou deficiente e pouca precisão.	O ritmo começa a ser consistente mas ainda lento, a precisão por vezes é fraca.	Ritmo consistente, bom ritmo de trabalho de acordo com a norma, boa precisão.	Ritmo consistente, bom ritmo de trabalho, excedendo por vezes a norma sem pôr em risco a exatidão.
Conhecimento	Nenhuma tentativa de selecionar ferramentas e materiais adequados para a tarefa.	Nenhuma tentativa de selecionar ferramentas e materiais adequados para a tarefa.	Seleção deficiente e utilização impulsiva de ferramentas e materiais adequados à tarefa.	Seleciona as ferramentas e os materiais adequados e necessários para a tarefa, se esta lhe for familiar e estruturada.	Seleciona as ferramentas e os materiais adequados e necessários para a tarefa, mesmo em tarefas desconhecidas.	Seleciona as ferramentas e os materiais adequados e necessários para as tarefas familiares e não familiares.
Conhecimento	Não há provas de conhecimento dos materiais ou das tarefas. Os conceitos são perturbados.	Conhecimento mínimo dos materiais e das tarefas. Identifica conceitos elementares, por exemplo, corpo, cor e números. Conhece funções e caraterísticas de conceitos elementares.	Conhecimentos básicos das propriedades intrínsecas dos materiais. Identificar conceitos elementares e combinados.	Conhecimento mais desenvolvido dos materiais e das tarefas. Identifica conceitos combinados.	Conhecimento suficiente dos materiais e das tarefas, sabe onde encontrar informações adicionais se não as souber. Os conceitos complexos e abstractos são mais extensos.	Bons conhecimentos, procura factos interessantes ou informações mais avançadas. Os conceitos complexos e abstractos são alargados e bem desenvolvidos.

Competências	Não manipular materiais ou ferramentas.	Manuseamento deficiente ou inadequado de materiais e ferramentas. Manipulação deficiente de objectos na mão.	Manuseamento adequado mas deficiente das ferramentas. Utiliza ferramentas e materiais de acordo com os fins a que se destinam.	As competências começam a melhorar e o manuseamento das ferramentas está a melhorar, mas ainda não está de acordo com a norma. Utiliza ferramentas e materiais de acordo com a sua finalidade objectivos.	Bom domínio e manuseamento das ferramentas, em conformidade com as normas. Utiliza ferramentas e materiais de acordo com os fins a que se destinam.	Possui boas competências e manuseamento de ferramentas, é capaz de aprender novas competências e de manusear ferramentas rapidamente. Adapta ferramentas ou materiais para um melhor desempenho.
Conceito de tarefa	Nenhum conceito de tarefa.	Não tem noção da tarefa, mas é capaz de seguir uma instrução ou comando.	Começa a compreender a tarefa e identifica-se com ela. Começa com uma tarefa, mas não é capaz de planear a ordem lógica da tarefa de forma independente. Conceito de tarefa não consolidado.	Necessita de ajuda para iniciar a tarefa, decidir quando deve dar o passo seguinte e quando a tarefa está concluída. Melhor desempenho em tarefas familiares - pode ser capaz de	Capaz de começar, ordenar os passos logicamente, continuar e completar os passos sem hesitação. Demonstra satisfação e avalia a tarefa. O conceito da tarefa é coerente e	Demonstra iniciativa e originalidade na execução de tarefas, sendo capaz de melhorar o seu desempenho devido à avaliação crítica de uma tarefa.
				completar tarefas familiares. Conceito de tarefa quase consolidado, evita a avaliação da tarefa.	consolidado.	

Organização do espaço e dos objectos	Sem capacidade para organizar o espaço e os objectos para a realização de tarefas.	Acções no desempenho de tarefas sem objetivo, acidentais e por vezes destrutivas, sem capacidade para organizar o espaço e os objectos.	Vontade de explorar com materiais e ferramentas, mas sem intenção de organizar o espaço de trabalho. Espaço a ser estruturado pelo terapeuta. Nenhuma tentativa de restaurar o espaço de trabalho.	Começa a organizar o seu próprio espaço de trabalho e objectos para tarefas familiares, precisa de ajuda para tarefas desconhecidas. Se lhe for pedido, recupera.	Capaz de organizar o espaço e os objectos, seguir/imitar o procedimento estabelecido por outros. Recupera o espaço de trabalho sem ser chamado à atenção.	Capacidade de organizar o espaço e os objectos de forma original. Disposto a ajudar os outros. Recupera sempre o espaço de trabalho e recorda aos outros que o devem fazer.
Adaptação	Não se envolve nas tarefas e, por conseguinte, não é capaz de antecipar ou corrigir os erros.	Envolvimento em tarefas acidentais ou destrutivas, sem capacidade de antecipação ou correção de erros.	Envolve-se em tarefas para explorar, precisa de ser solicitado para antecipar ou corrigir erros, mas não aprende com as consequências dos erros.	Antecipou um ou dois erros simples e aparentes e foi capaz de os corrigir. Começar a aprender com as consequências dos erros.	Antecipou um certo número de erros aparentes, complicados e alguns erros complexos e é capaz de os corrigir. Aprende com as consequências dos erros.	Antecipar e corrigir os erros para garantir a boa qualidade do produto final. Aprende com os erros e apresenta soluções originais.

MONTREAL COGNITIVE ASSESSMENT (MOCA)

NAME :
Education :   Date of birth :
Sex :   DATE :

VISUOSPATIAL / EXECUTIVE

(E) End
(A)
(5)
(B)
(2)
(1) Begin
(D)
(4)
(3)
(C)

Copy cube

[ ]

[ ]

Draw CLOCK (Ten past eleven)
(3 points)

[ ]   [ ]   [ ]
Contour   Numbers   Hands

___/5

NAMING

[ ]   [ ]   [ ]   ___/3

MEMORY

		FACE	VELVET	CHURCH	DAISY	RED	
Read list of words, subject must repeat them. Do 2 trials. Do a recall after 5 minutes.	1st trial						No points
	2nd trial						

ATTENTION

Read list of digits (1 digit/ sec.).   Subject has to repeat them in the forward order   [ ] 2 1 8 5 4

Subject has to repeat them in the backward order   [ ] 7 4 2   ___/2

Read list of letters. The subject must tap with his hand at each letter A. No points if ≥ 2 errors

[ ] F B A C M N A A J K L B A F A K D E A A A J A M O F A A B   ___/1

Serial 7 subtraction starting at 100   [ ] 93   [ ] 86   [ ] 79   [ ] 72   [ ] 65

4 or 5 correct subtractions: **3 pts**, 2 or 3 correct: **2 pts**, 1 correct: **1 pt**, 0 correct: **0 pt**   ___/3

LANGUAGE

Repeat : I only know that John is the one to help today. [ ]
The cat always hid under the couch when dogs were in the room. [ ]   ___/2

Fluency / Name maximum number of words in one minute that begin with the letter F   [ ] ____ (N ≥ 11 words)   ___/1

ABSTRACTION

Similarity between e.g. banana - orange = fruit   [ ] train – bicycle   [ ] watch - ruler   ___/2

DELAYED RECALL

Has to recall words WITH NO CUE	FACE [ ]	VELVET [ ]	CHURCH [ ]	DAISY [ ]	RED [ ]	Points for UNCUED recall only	___/5
Optional — Category cue							
Multiple choice cue							

ORIENTATION

[ ] Date   [ ] Month   [ ] Year   [ ] Day   [ ] Place   [ ] City   ___/6

© Z.Nasreddine MD   Version 7.0   www.mocatest.org   Normal ≥ 26 / 30   TOTAL   ___/30

Administered by: _______________________   Add 1 point if ≤ 12 yr edu

Apêndice C

Investigação OT

Título: O impacto do abuso/dependência de álcool e cannabis iniciado na adolescência no nível de participação em actividades de homens adultos que sofrem de uma perturbação psicótica.

Critérios de inclusão

Para todos os participantes

- Sexo: Masculino
- Idade atual: 19 - 29 anos
- Dx: Perturbação psicótica (1* ou 2* para SA)

   3 Grupos de amostragem: Abuso de cannabis, abuso de álcool, sem abuso de substâncias Cannabis/álcool:

- Iniciou o consumo de substâncias entre os 12 e os 18 anos
- Preencher os critérios do DSM -IV Abuso/Dependência antes dos 29 anos de idade
- Preencher apenas os critérios para álcool ou canábis (não ambos e nenhuma outra substância):
- Pode consumir substâncias, mas não deve satisfazer critérios de abuso ou dependência

Critérios de exclusão

- Hora do machado: Não pode estar ativamente psicótico ou sob a influência de substâncias
- Nenhum diagnóstico médico que possa afetar gravemente a função (por exemplo, VIH, AVC, TCE)
- Nenhum outro diagnóstico psiquiátrico (i.e. BMD, PD, MR)

   Kristyn Wolhuter

   082 487 2361

   Kristyn.wolhuter@gmail.com

Formulário de referência: Pesquisa OT

Nome do cliente: ____

Dados de contacto: ____

Sexo (masculino): ____

Idade atual (19 - 29 anos): ______________________________________

Diagnóstico (Perturbação psicótica): ______________________________

Tipo de substância (álcool, canábis, nenhuma): _____________________

(Se não for selecionado nenhum, as perguntas seguintes não são aplicáveis)

Substâncias iniciadas pela idade (12-18 anos): _____________________

Nível de consumo da substância (abuso, dependência): _______________

Exame do estado mental:

____

____

____

____

____

Outros:

Assinatura do Docctor:_______________________

Data: _______________________________________

Apêndice D

Classificação do grupo

(A preencher pelo investigador)

Número de participante:

Data da avaliação:

Idade atual:

Diagnóstico psiquiátrico psicótico:

Esquizofrenia		Psicose induzida por substâncias		Outra perturbação psicótica	

Tipo de substância:

Cannabis		Álcool		Nenhum	

(Se não for selecionado nenhum, as perguntas seguintes não são aplicáveis)

Substâncias iniciadas pela idade:

Nível de utilização da substância:

Abuso		Dependência	

Adicional: Especificar o tipo de substância e a quantidade utilizada

Informações demográficas dos participantes

(A preencher pelo investigador)

Dados de contacto:

Endereço residencial:

Ambiente doméstico/Sistemas de apoio: (Positivo ou negativo)

História do desenvolvimento: (Algum problema observado durante a infância?)

Nível de ensino mais elevado:

Desempenho escolar: (Algum problema registado durante os anos escolares?)
Histórico de emprego e situação atual de emprego:
Estatuto socioeconómico: (H0, H1, H2, Privado)
Historial familiar de abuso de substâncias: (Sim/Não)
Número de hospitalizações anteriores/admissão de reabilitação:
Tipo e cumprimento de medicação psicotrópica: (Sim/Não)
Outros:

Apêndice E

Consentimento informado

Título do estudo: O impacto do consumo de álcool e cannabis iniciado na adolescência sobre o nível de participação em actividades em homens adultos que sofrem de uma perturbação psicótica.

Investigador: Esta informação pormenoriza a investigação levada a cabo por Kristyn Wolhuter, que está interessada em determinar o impacto do abuso de substâncias na adolescência sobre o nível de participação em actividades dos adultos para um mestrado em Terapia Ocupacional.

Instituição: Universidade de Witwatersrand

Dados de contacto do investigador:

011 933 9054 (horário de trabalho) / 082 487 2361 (fora de horas)

Endereço eletrónico do investigador: kristyn.wolhuter@ gmail.com

Ficha de informação do participante

Bom dia,

O meu nome é Kristyn Wolhuter e sou terapeuta ocupacional a tempo inteiro no Hospital Académico Chris Hani Baragwanath, bem como estudante de mestrado em OT a tempo parcial na Universidade de Witwatersrand. Gostaria de o convidar a participar num estudo de investigação intitulado "O impacto do consumo de álcool e cannabis iniciado na adolescência no nível de participação em actividades de homens adultos que sofrem de uma perturbação psicótica".

Atualmente, há muito pouca investigação sobre a forma como certas substâncias (cannabis e álcool) afectam várias áreas da vida das pessoas, como o trabalho, o lazer, a higiene e as competências sociais, e como essas substâncias afectam os indivíduos que já sofrem de uma doença mental. O objetivo deste estudo é desenvolver uma melhor compreensão do impacto negativo do abuso de substâncias em indivíduos que sofrem de uma doença mental no contexto sul-africano. Espero que, através destas conclusões, os programas de tratamento de terapia ocupacional possam tornar-se mais eficazes e mais específicos para pessoas que sofrem tanto de um problema de abuso de substâncias como de uma doença mental.

Para compreender as consequências a longo prazo do abuso de substâncias ou da doença mental, será efectuada uma avaliação de terapia ocupacional. Cada participante será colocado num de três grupos, um dos quais será constituído por pessoas que consomem álcool de forma abusiva, um grupo de consumidores de canábis e um grupo de indivíduos que não abusam de substâncias. Estes três grupos serão depois comparados para determinar as semelhanças e as diferenças. Para o efeito, começará por uma entrevista de cinco minutos para obter algumas informações sobre si e a sua saúde. Seguir-se-á uma série de actividades curtas que exigirão a sua participação ativa. Alguns exemplos destas actividades incluem: fazer uma caixa de papel, fazer uma pulseira com missangas, enfiar um saco de higiene, etc. Cada atividade será escolhida em função da sua experiência nessa atividade e do seu nível atual de capacidade ou competência. Durante a realização da atividade, o investigador tomará nota da forma como executa a tarefa e introduzirá a informação num sistema informático denominado Activity Participation Outcome Measure. Este programa irá gerar uma pontuação do desempenho que será analisada com as pontuações dos outros participantes para determinar quais as semelhanças e diferenças entre os três grupos.

A avaliação completa demorará cerca de 3 horas, mas não precisa de ser concluída num dia e pode ser transferida para mais 2 ou 3 sessões, se necessário.

Não se conhecem riscos, incómodos ou efeitos secundários decorrentes da participação no estudo.

A sua participação neste estudo é inteiramente voluntária e pode recusar participar ou interromper a sua participação em qualquer altura, sem necessidade de indicar um motivo. A recusa em participar não implicará qualquer penalização ou perda de benefícios. Caso não deseje participar e tenha sido solicitada uma avaliação de terapia ocupacional por outro profissional de saúde, será efectuada uma avaliação completa, mas as informações da avaliação não serão utilizadas para fins de investigação nem incluídas neste estudo.

Todas as informações obtidas no decurso do estudo, incluindo registos hospitalares, informações pessoais e dados da investigação, serão mantidas estritamente confidenciais. A confidencialidade será mantida através da utilização de um código em vez do seu nome, para que não possa ser identificado. Todos os dados escritos da investigação (em papel) serão guardados de forma segura num armário fechado à chave, acessível apenas ao investigador. As informações registadas em computador serão protegidas por palavra-passe e só serão conhecidas pelo investigador.

Se tiver alguma dúvida ou precisar de mais informações, não hesite em contactar Kristyn Wolhuter, através do número (011) 933 9054 ou 082 487 2361. Se desejar receber feedback sobre o estudo e os resultados da investigação, contacte-me por telefone.

Se estiver de acordo em participar no meu estudo, leia e assine o formulário de consentimento em anexo.

Obrigado,

Kristyn Wolhuter

Formulário de consentimento

Aceito participar no estudo "O impacto do abuso/dependência de álcool e de canábis iniciado na adolescência no nível de participação em actividades de homens adultos que sofrem de uma perturbação psicótica", descrito na ficha de informação.

Participante

Nome:

Assinatura:

Data:

Apêndice F

Apêndice G
Comité de Investigação: Hospital Académico Chris Hani Baragwanath

25/01/2012

Re: Autorização para efetuar investigação

A quem possa interessar,

Chamo-me Kristyn Wolhuter e sou terapeuta ocupacional a tempo inteiro no Hospital Académico Chris Hani Baragwanath, bem como estudante de mestrado em OT a tempo parcial na Universidade de Witwatersrand. Solicito a realização do meu estudo de investigação, intitulado "O impacto do consumo de álcool e cannabis iniciado na adolescência no nível de participação em actividades de homens adultos que sofrem de uma perturbação psicótica" no Hospital Académico Chris Hani Baragwanath.

O objetivo deste estudo é desenvolver uma melhor compreensão das consequências a longo prazo do abuso de substâncias em indivíduos que sofrem de uma perturbação psicótica. Este objetivo será alcançado através da comparação do nível de funcionamento entre indivíduos que sofrem de uma perturbação psicótica e aqueles que sofrem de uma perturbação psicótica mas também abusam de cannabis ou álcool. Espero que, através destas descobertas, os programas de tratamento de terapia ocupacional possam tornar-se mais baseados em provas e específicos para pessoas que sofrem tanto de um problema de abuso de substâncias como de uma perturbação psicótica.

A fim de determinar uma visão holística das consequências a longo prazo do abuso de substâncias ou da perturbação psicótica, será efectuada uma avaliação de terapia ocupacional. Será efectuada uma breve entrevista inicial de cinco minutos para obter informações demográficas e médicas básicas. Seguir-se-á uma série de actividades curtas, tais como fazer uma caixa de papel, uma pulseira com missangas, enfiar um saco de higiene, etc. Enquanto cada participante realiza a atividade, o investigador toma nota do seu desempenho e introduz o seu nível de desempenho num sistema informático denominado Activity Participation Outcome Measure (APOM). Este programa irá gerar uma pontuação do desempenho que será analisada com as pontuações dos outros participantes para determinar se existe alguma diferença significativa, bem como semelhanças e diferenças de desempenho. As pontuações dos participantes serão comparadas em termos de três grupos, incluindo o abuso/dependência de álcool, o abuso/dependência de canábis ou a ausência de abuso/dependência de substâncias.

O consentimento informado e a confidencialidade serão assegurados a todos os participantes. Os resultados do estudo serão apresentados num relatório de investigação que será entregue à Universidade de Witwatersrand para a conclusão do mestrado em OT.

Autorização ética (a preencher quando tiver sido obtida a autorização ética da Universidade de Wits)

Se tiver alguma dúvida ou precisar de mais informações, não hesite em contactar-me através do seguinte endereço
(011) 933 9054 ou 082 487 2361.
Com os melhores cumprimentos,
Kristyn Wolhuter
Terapeuta Ocupacional Operacional

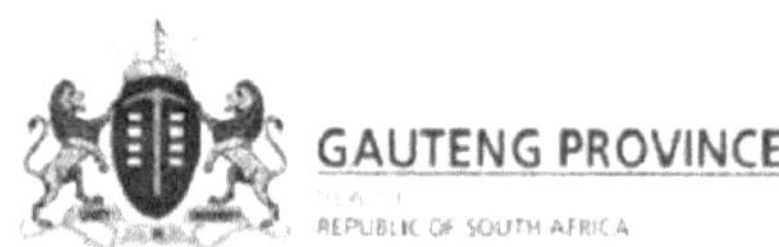

GAUTENG PROVINCE

MEDICAL ADVISORY COMMITTEE

CHRIS HANI BARAGWANATH ACADEMIC HOSPITAL

PERMISSION TO CONDUCT RESEARCH

Date: 23rd January 2013

TITLE OF PROJECT: The Impact of Adolescence Initiated Alcohol and Cannabis Abuse/ Dependence on the Level of Activity Participation in Adult Males Suffering from a Psychotic Disorder

UNIVERSITY: Witwatersrand

Principal Investigator: Ms Kristyn Wolhuter

Department: Occupational Therapy

Supervisor : Dr D Casteleijn

Permission Head Department (where research conducted):   **Yes**

The Medical Advisory Committee recommends that the said research be conducted at Chris Hani Baragwanath Academic Hospital. The CEO / management of Chris Hani Baragwanath Academic Hospital is accordingly informed and the study is subject to:-

- Permission having been granted by the Committee for Research on Human Subjects of the University of the Witwatersrand.
- The Hospital will not incur extra costs as a result of the research being conducted on its patients within the hospital
- The MAC will be informed of any serious adverse events as soon as they occur
- Permission is granted for the duration of the Ethics Committee Approval.

Recommended
(On behalf of the MAC)
Date: 23/01/2013

Approved/Not Approved
Hospital Management
Date: 25/01/13

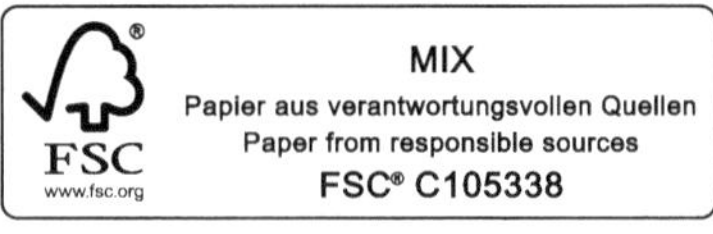

Printed by Books on Demand GmbH, Norderstedt / Germany